Repetitorium der Histologie

1. Teil: Zell- und Gewebelehre

Dr. W. Tackmann
R. Tackmann

Wichtiger Hinweis:

Die Medizin befindet sich in einem ständigen Wandel, für die Richtigkeit der Angaben in diesem Repetitorium kann daher weder Garantie noch Haftung übernommen werden. Dies gilt insbesondere für Angaben über Dosierungsanweisungen und Applikationsformen von Medikamenten.

Auxilium-Repetitorium der Histologie
Erstauflage 1961
5. Auflage 2003
ISBN 3-932723-04-X

[illegible]
[illegible]
12112 Berlin

www.auxilium-repetitorium.de

Inhaltsverzeichnis

Einleitung

Unter dem Begriff „Histologie“ versteht man die allgemeine Gewebelehre. Ein Unterkapitel hierzu ist die allgemeine Zytologie (Zelllehre). Die moderne histologische Forschung kann auf eine traditionsreiche Entwicklung zurückblicken:

1590 Konstruktion des ersten Mikroskops durch die Gebrüder JANSSEN (historisch vermutet, aber nicht ganz sicher).

1632 – 1723 Anthóny van LEEUWENHOEK (Kaufmann aus Delft) baut über 400 Mikroskope aus selbstgeschliffenen Linsen; veröffentlicht erstmals mikroskopische Bilder von Blutkörperchen, Spermien, Protozoen und Muskelfasern; erreicht bis zu 278fache Vergrößerung.

1665 Der englische Physiker (!) Robert HOOKE beschreibt auffällige Poren im Flaschenkork und nennt sie Zellen (engl. cells) oder „little boxes“.

1771 – 1802 Der französische Anatom BICHAT gliedert erstmals die Organe nach „Gewebebestandteilen“, z.B. nach Drüsen-, Gefäß-, Knochengewebe usw. und führt 21 Gewebe an.

1825 entdeckt PURKINJE (Prager Pathologe, 1787-1869) erstmals einen Zellkern (das sog. „Keimbläschen“ am Hühnerei). Er prägt den Begriff Protoplasma und versteht darunter eine ungeformte Substanz, aus der sich die Zelle bildet.

1827 entdeckt der Embryologe Karl-Ernst von BAER (Königsberg und Petersburg, 1792-1876) das Säugetier-Ei und das menschliche Ei im GRAAFschen Follikel. Veröffentlicht als erster eine Entwicklungsgeschichte der Tiere.

1838 beschreibt der Jenaer Botaniker Mathias SCHLEIDEN (1804-1881) die erste Pflanzenzelle. Begründer der pflanzlichen Zelllehre.

1839 veröffentlicht der Zoologe und Anatom Theodor SCHWANN (Lüttich, 1810-1882) Vergleiche zwischen tierischen und pflanzlichen Zellen und stellt ihre prinzipielle Ähnlichkeit heraus.

1844 beweist KÖLLIKER die Zellvermehrung durch Zweiteilung an den Teilungen („Furchungen“) eines befruchteten tierischen Eies.

1855 legt Rudolf VIRCHOW (Pathologe und Politiker, Würzburg und Berlin, 1821-1902) seine Zellularpathologie dar und bezieht alle Krankheiten auf Veränderungen an den Zellen. Er bekennt sich zur Fortpflanzung durch Zellteilung (omnis cellula e cellula).

1858 verbessert der Erlanger Anatom Joseph GERLACH die mikroskopische Diagnostik durch Einführung von Färbemitteln.

1875 beobachtet der Anatom Oscar HERTWIG (Jena, Berlin, 1849-1922) erstmals einen Befruchtungsvorgang am Seeigelei.

1888 formuliert Th. BOVERI sein „Grundgesetz der Zahlenkonstanz der Chromosomen" und definiert die Chromosomen als Träger der Erbanlagen.

Nach 1900 Entwicklung der Histochemie. Entwicklung von Zellzüchtungsmethoden in vitro.

1902 BENDA entdeckt die Mitochondrien als normale Zellteile.

um 1920 Anwendung des Polarisationsmikroskopes.

1935 ZERNICKE entwickelt das Phasenkontrastmikroskop zur Untersuchung lebender ungefärbter Zellen.

1938 Einsatz des Elektronenmikroskops in der Zellforschung. Das Elektronenmikroskop wurde 1931 von dem Physiker Ernst RUSKA konstruiert, er erhielt dafür 1986 (!) den Nobelpreis für Physik.

1953 WATSON und CRICK entwickeln das Helixmodell der Nukleinsäure.

1972 Ein Modell der Zytomembranen als „flüssiges Mosaik" von SINGER und NICOLSON.

Nach dem Jahr 2000 waren in den letzten Jahren u.a. die Aufklärung des menschlichen Genoms, Entwicklungsvorgänge an Stammzellen und neue zytologische Techniken (z.B. Zellklonierung) wichtige Forschungsbereiche.

ALLGEMEINE ZELLLEHRE

Die Zelle

Die allgemeine Zytologie (griech. kytos = Zelle; lateinisch cella) beschreibt den grundsätzlichen Aufbau und die Leistungen der Zellen.

Eine Zelle

ist die kleinste selbständige Funktionseinheit eines Organismus mit allen Zeichen des „Lebens“. Zur vollen Funktionsentfaltung sind der **Zellleib** (Zytoplasma) und die **Zellkernsubstanz** (Karyoplasma) notwendig.

Es gehören zu den Charakteristika des Lebens:

- Stoffwechsel
- Wachstum
- Fortpflanzung bzw. Zellteilung
- Reaktions- und Regulationsvermögen
- Bewegung

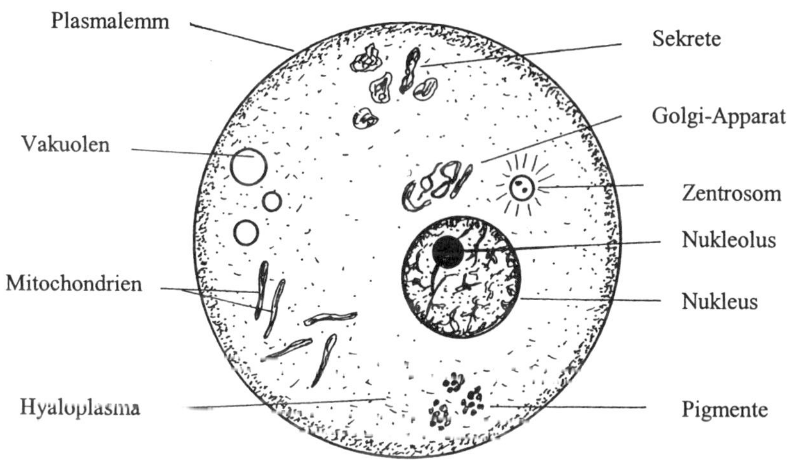

Abb. 1: Schema der lichtmikroskopisch sichtbaren Zellbestandteile.

Die einfachsten tierischen Lebewesen bestehen nur aus einer einzigen Zelle, die aber alle Funktionen des Lebens zu erfüllen imstande ist (z.B. die Protozoen). Der Mensch und die meisten Tiere bestehen aus *Zellverbänden* (Zellverbandstiere = Metazoen), in denen die Zellen auf bestimmte Aufgaben spezialisiert sind und nur Teilfunktionen im Interesse des Gesamtorganismus ausüben. Durch Zusammenschluss gleichartig gebauter (differenzierter) Zellen entstehen die Organe. Der Name „Zelle“ wurde ursprünglich von dem Engländer HOOKE (1665) für die Hohlräume, die er im Flaschenkorken sah, geprägt und von dem lateinischen Wort „cella“ abgeleitet. – Die verschiedenen Zellen der Organe unterscheiden sich in Form und Größe :

größte Zelle	Eizelle (Oozyte)	200-250 μm
kleinste Zelle	Lymphozyt	4 μm
mittlere Zellgröße		10 - 20 μm
längste Zelle	Nervenzelle mit Fortsatz	bis 1 m

Zur Untersuchung der Zellen und ihrer Bestandteile kann man sich verschiedener technischer Hilfsmittel bedienen, deren Leistungsgrenze durch das größte erreichbare „Auflösungsvermögen“ bestimmt ist (Auflösungsvermögen = kleinster noch zu erkennender Abstand zwischen zwei Punkten). Es erreichen:

das Auge mit Lupe	75 μm	(= 0,075 mm)
das Lichtmikroskop	0,25 μm	(= 0,00025 mm)
das Ultraviolettmikroskop	0,1 μm	(= 0,00010 mm)
das Elektronenmikroskop	5 nm	(= 0,000005 mm)

Merke: 1 μm (= Mikrometer) = 10^{-6} m = 1/1000 mm

1 nm (= Nanometer) = 10^{-9} m = 1/1000 μm

Trotz aller Form- und Funktionsverschiedenheiten kann man allen Zellen ein gemeinsames Bauprinzip zuerkennen; die wichtigsten Merkmale sind in der Tabelle I aufgeführt und werden durch die Abb. 1 und 2 erläutert. Man muss zwei Zellanteile trennen:

A. das Zytoplasma (Zellleib)
B. den Nukleus (Zellkern)

A. Das Zytoplasma

oder der Zellleib macht die Hauptmasse der meisten Zellen aus. Es kann durch eventuelle Inhaltsstoffe klar oder trüb aussehen und wird bei der Herstellung der mikroskopischen Präparate durch die sogenannten Fixierungsmittel (= eiweißfällende Stoffe wie Formalin, Sublimat, Alkohol usw.) verändert, so dass als Kunstprodukt eine körnige, fädige oder wabige Zytoplasmastruktur vorgetäuscht werden kann. Wir können im Zytoplasma 5 Hauptbestandteile trennen:

1. das Plasmalemm
2. das Zytosol
3. die Zellorganellen
4. das Zytoskelett
5. die paraplasmatischen Einschlüsse

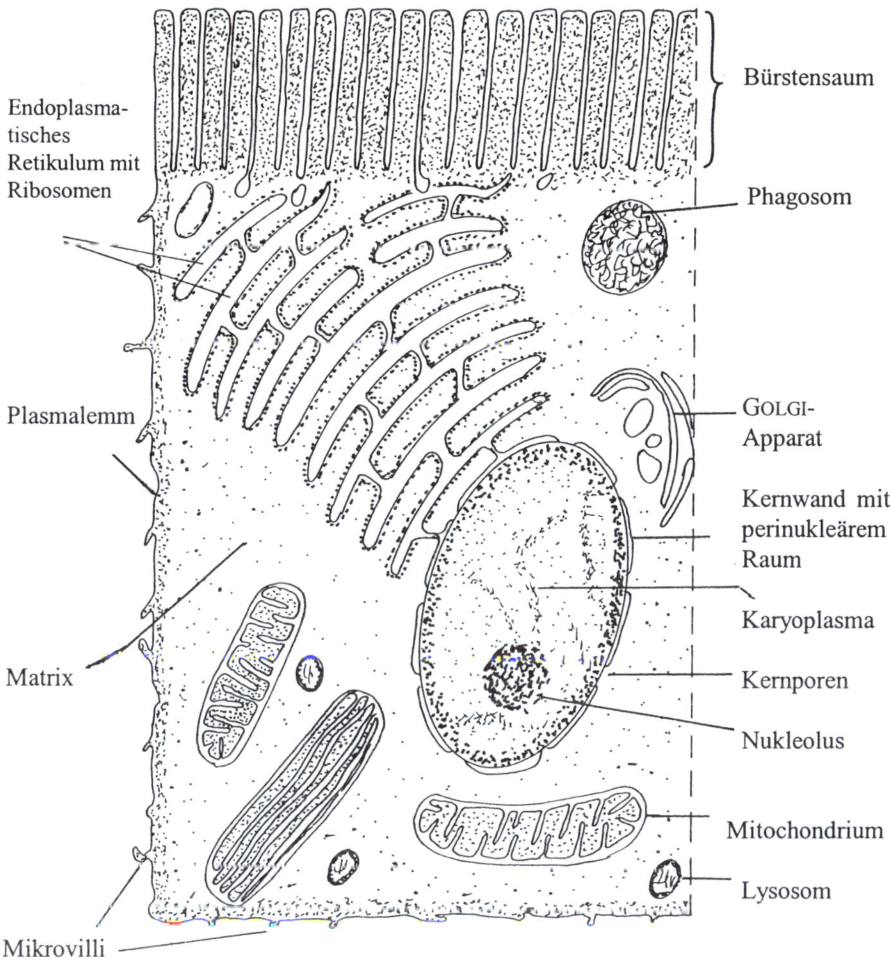

Abb. 2: Schema der elektronenmikroskopisch sichtbaren Zellbestandteile (stark vereinfacht)

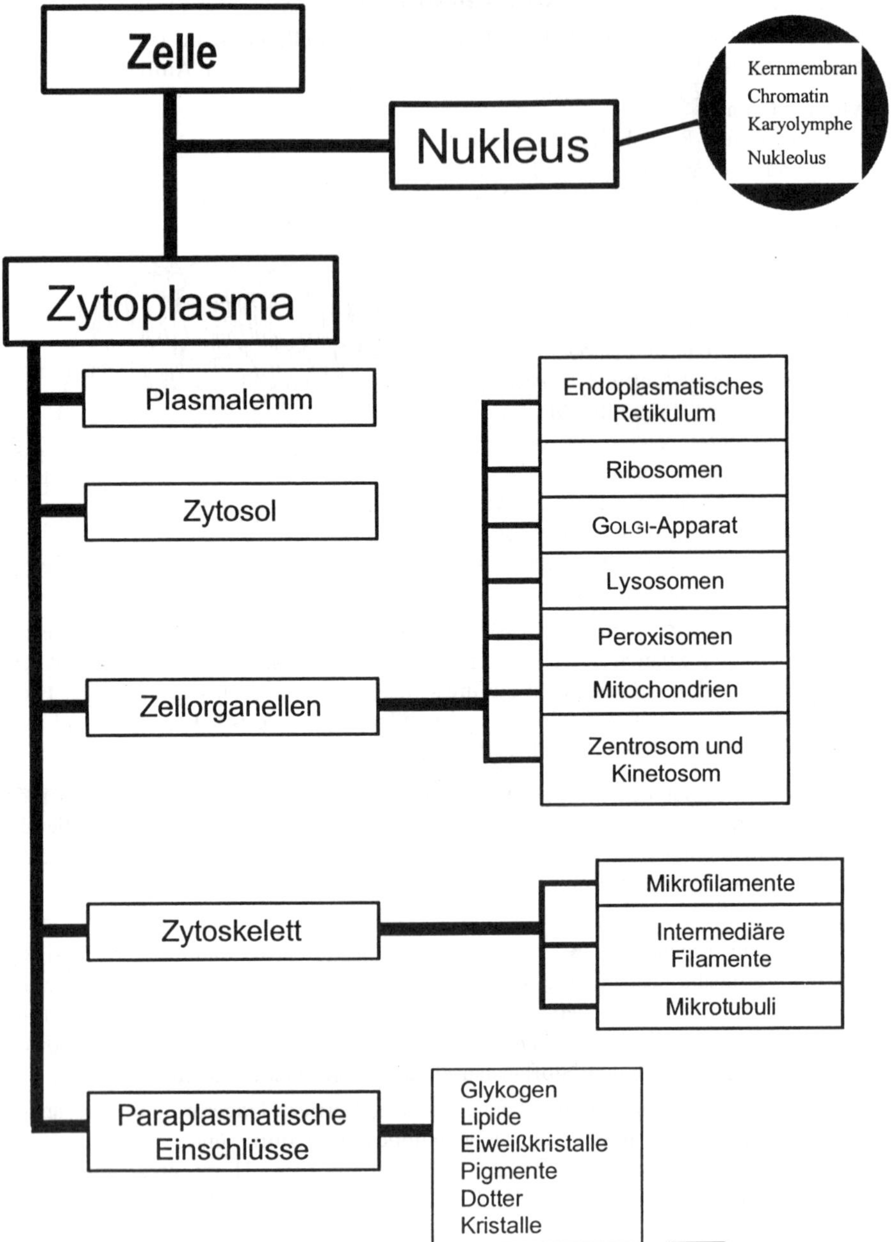

Tabelle I: Übersicht über die wichtigsten Zellstrukturen.

Das Plasmalemm

Jede Zelle ist von einem dünnen Häutchen, der **Zellmembran** (= Plasmalemm) umgeben. Es handelt sich um eine Zytomembran mit dem typischen Aufbau:

Zytomembran:

Sie besteht aus Phospholipiden, Glykolipiden und Cholesterin. Die Lipide weisen einen hydrophilen Kopf und zwei hydrophobe Ketten auf. In wässriger Lösung bilden sie einen bimolekularen Film (Lipiddoppelschicht) wobei sie sich ihre hydrophoben Enden entgegenstrecken. Nach dem *fluid mosaic modell* (Abb. 3) „schwimmen" in und auf der Lipiddoppelschicht globuläre Proteine. Man unterscheidet periphere Proteine, die sich leicht von der Membran trennen lassen, und integrale Proteine, die fester in der Membran verankert sind. An der Außenseite (!) des Plasmalemms sind Zuckermoleküle (Oligo- und Polysaccharide) an viele der Proteine und Lipide angeheftet. Sie bilden eine besondere Schicht, die **Glykokalix**.

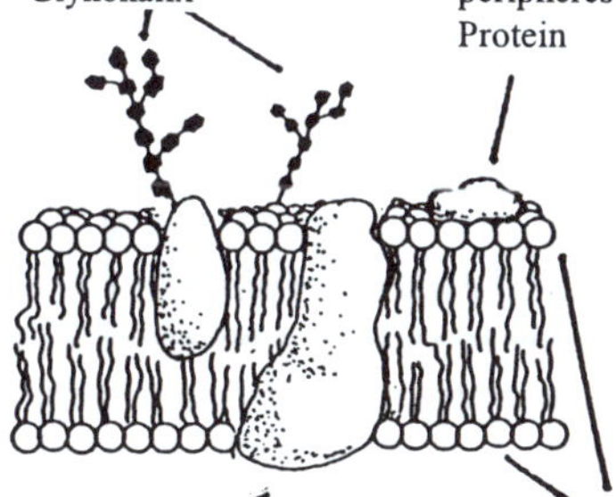

Abb. 3: Schnitt durch eine Zellmembran.

Die Zellmembran (ca. 8 nm dick) ist lichtmikroskopisch nicht sichtbar; Zellgrenzen können aber durch Spalten zwischen den Zellen (Interzellularspalten) vorgetäuscht sein. Elektronenmikroskopisch erscheint sie dreischichtig (= trilaminär), da sich das Fixierungsmittel (Osmiumsäure) nur in den hydrophilen Köpfen festsetzt (dunkel) und nicht in den hydrophoben Bereichen (heller Mittelstreifen).

Zytomembranen finden sich auch innerhalb der Zelle bei Zellorganellen und dienen der Kompartimentierung (Abgrenzung) von Stoffwechselprozessen. Sie haben alle den gleichen prinzipiellen Aufbau (sog. Einheitsmembran = unit-membrane), unterscheiden sich aber in der Lipid- und Proteinzusammensetzung.

Funktion:

Die wichtigste Eigenschaft des Plasmalemms ist die ausgewählte Durchlässigkeit (selektive Permeabilität). Für die meisten Stoffe stellt sie eine Diffusionsbarriere dar. Einige dieser Stoffe können dennoch durch besondere Transportsysteme gezielt in die Zelle hinein oder aus ihr heraus transportiert werden. – Das Plasmalemm dient sowohl der Abgrenzung, als auch dem Stoffaustausch und der Kontaktaufnahme.

Bedeutung der Membranproteine: Tunnelproteine, Carrier (Trägerproteine, die andere Moleküle „huckepack" tragen) und Ionenpumpen, die Stoffe unter Energieaufwand (aktiv) durch die Membran schleusen; Rezeptoren (u.a. Hormonrezeptoren) und Enzyme. Membranproteine sind an Zell-Zell- und Zell-Substrat-Kontakten beteiligt.

Die **Glykokalix** besteht aus Glykolipiden und -proteinen (äußere Zelloberfläche !). Ihr Aufbau macht die Antigenspezifität der Zelle aus, so auch die Blutgruppenspezifität im AB0-System. Die Glykokalix dient der Kontaktaufnahme zwischen Zellen, die sich zu

Zellverbänden zusammenschließen und ist bei diesem Vorgang wichtig für die Kontaktinhibition, d.h. Verhinderung einer weiteren Zellbewegung und Zellteilung. Andererseits verhindert sie eine Verbindung von Zellen, die sich in verschiedene funktionelle Richtungen entwickeln (differenzieren). Die Glykokalix erscheint im Elektronenmikroskop als ein zarter Flaum an der Zelloberfläche. Eine Anfärbung gelingt mit Lektinen, die mit Farbstoffen (Lichtmikr.) oder Metallen (Elektr.mikr.) beladen werden. Lektine sind pflanzliche oder tierische Proteine, die an spezifische Zuckergruppen binden (z.B. Schwertbohnen-, Weizenkeim- oder Weinbergschnecken-Lektin).

Als **Mikrovilli** bezeichnet man Vorstülpungen des Plasmalemms, die zur Vergrößerung der Zelloberfläche bei resorbierenden Zellen (z.B. Darmzellen) dienen. Ähnliche Funktion haben **Mikroplicae** (faltenförmige Aufwerfungen), **Caveolae** („Zellgrübchen") und **Invaginationen** (fingerförmige Einstülpungen der Zellmembran).

Eine feste Zellwand wie bei den Pflanzen aus Zellulose gibt es im Tierreich nicht !

Zellkontakte

Zwischen benachbarten Zellen können stellenweise sog. Zellkontakte oder Zellhaften angelegt werden. Sie sind besondere Ausbildungen des Plasmalemms. Nach der Funktion unterscheidet man:

1. Tight junction (Zonula occludens, Verschlusskontakt)
2. Gap junction (Nexus, Kommunikationskontakt, Stoffaustausch)
3. Desmosom (Macula adhaerens, Zonula adhaerens, Haftkontakt)

Zellkontakte werden auch nach ihrem Erscheinungsbild unter folgenden Gesichtspunkten klassifiziert:

Ausdehnung der Verbindung:	Macula	=	fleckförmig
	Zonula	=	gürtelförmig
Annäherung der Zellmembranen:	occludens	=	extrem nahe, verschließend
	adhaerens	=	angenähert, Interzellularspalt noch vorhanden

1. Tight junction oder Zonula occludens

Die Membranen benachbarter Zellen nähern sich derart, dass sie miteinander verschmelzen. Verschlussproteine stellen die Verbindung her. (engl. tight = undurchlässig; junction = Verbindung). Der Interzellularspalt wird leistenförmig verschlossen, der Stofftransport unterbunden. Funktion: Abdichten von Epithelgeweben. Kommt auch als Macula occludens (punktförmiger Verschluss) vor.

2. Gap junction oder Nexus

Die Zellmembranen sind auf 2-3 nm aneinander genähert. Der verbleibende Spalt (engl. gap = Lücke) wird von Tunnelproteinen (= Connexinen) überbrückt, die das Zytoplasma der benachbarten Zellen verbinden (lat. nexus = Verschlingung). Funktion: direkter Stoffaustausch und elektrische Kopplung von Zellen.

3. Desmosom oder **Macula adhaerens**

Es handelt sich um einen fleckförmigen (Macula) mechanischen Kontakt zwischen benachbarten Zellen (griech. desmos = Verbindung). Der Interzellularspalt ist im Kontaktbereich etwa 30 nm breit und mit einer „Kittsubstanz" aus Glykoproteinen (Desmoglea) gefüllt. Im Bereich der Desmosomen ist das Zytoplasma verdichtet (sog. Plaque) und mit Filamentbündeln des Zytoskeletts (Tonofilamente) verbunden. Durch diese Haftkontakte werden die Zellen aneinandergeheftet („Druckknopf"), wodurch auch ihre amöboide Bewegung unterdrückt wird. Funktion: Zusammenhalt von Zellen.

Sog. **Hemidesmosomen** heften Zellen an ihrer Unterlage (extrazellulären Matrix) fest.

Zonula adhaerens („Gürteldesmosom"). Die Kontaktzone verläuft gürtelförmig (Zonula) um die gesamte Zelle herum und verankert sie mit den Nachbarzellen. Es verbleibt ein etwa 15-20 nm breiter Spalt, der durch Interzellularsubstanz verkittet ist.

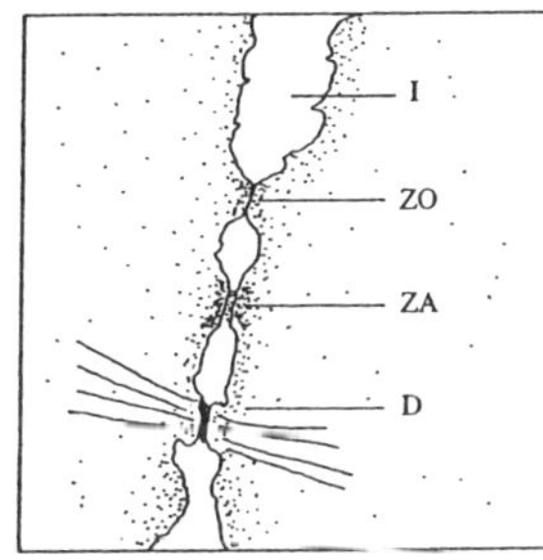

Abb. 4: Zellkontakte. I: Interzellularspalte; ZO: Zonula occludens; ZA: Zonula adhaerens; D: Desmosom.

Am Aufbau der Zellkontakte sind zahlreiche Haftproteine (Zelladhäsionsmoleküle = CAMs) beteiligt. Drei wichtige Gruppen:

Cadherine: Kalzium-bindende Proteine. Vork.: u.a. bei Desmosomen.

Selektine: binden nur an spezifische Zuckergruppen ausgewählter Zellen.

Integrine: binden Zellen an die extrazelluläre Matrix; z.B. bei Hemidesmosomen.

Das Zytosol

Das **Hyaloplasma** oder die **Matrix** ist das eigentliche „Grundzytoplasma" und erscheint im Lichtmikroskop als die homogene Masse des Zellleibes. Im Elektronenmikroskop wird jedoch eine Strukturierung der Matrix sichtbar. Das Zytoplasma enthält eine Stützstruktur aus Proteinen, das **Zytoskelett**, das von dem **Zytosol** umgeben wird.

> **Das Zytosol**
> ist der flüssige bis gelartige Anteil des Zytoplasmas. Es enthält zahlreiche Proteine, gelöste Aminosäuren, Kohlenhydrate und Ionen. Das Zytosol macht mehr als die Hälfte des Zellvolumens aus und ist Ort zahlreicher Stoffwechselvorgänge.

Bei lichtmikroskopischer Betrachtung lebender Zellen sieht man in der Matrix (Hyaloplasma) wechselnde Zustände von flüssig (= Sol) über zähflüssig bis gallertig (= Gel). Den Wechsel dieser Zustände erkennt man innerhalb der Zelle an einer sog. Zytoplasmaströmung, in der die Zellorganellen scheinbar mitschwimmen. Tatsächlich werden die Zellbestandteile durch fadenförmige Proteine des Zytoskeletts („wie an den Fäden einer Marionette") geordnet bewegt. Bei Abtötung einer Zelle, etwa zur Herstellung von Kurspräparaten, erfolgt eine sog. *Denaturierung* des Eiweißes, d.h. die Eiweißmoleküle verkleben wahllos und irreversibel miteinander.

Die Zellorganellen

Zellorganellen

sind strukturierte Anteile des Zytoplasma mit Aufgaben im Dienste der Zelle selbst oder ihrer Funktion; sie finden sich in abgewandelter Form in fast allen tierischen Zellen und sind für das Zellleben notwendig. Man kann sie als „kleine Organe im Leib der Zelle“ bezeichnen.

Zu den Zellorganellen gehören:

1. Das endoplasmatische Retikulum
2. Die Ribosomen
3. Der GOLGI-Apparat
4. Die Lysosomen
5. Die Peroxisomen
6. Die Mitochondrien
7. Das Zentrosom und die Kinetosomen

1. Das endoplasmatische Retikulum (ER)

Hierbei handelt es sich um ein *dreidimensionales System* aus Membranen. Sie bilden ein Gangsystem aus Röhren und Spalten mit einem Innenraum, der von dem übrigen Zytoplasma abgegrenzt ist. In elektronenmikroskopischen Aufnahmen (Schnittbild) erscheint es als ein System geschichteter Lamellen (das Bild ähnelt einem Garten-labyrinth; vgl. Abb. 2). – Die Membranen zeigen den typischen Bau aus einer Lipid-doppelschicht und Proteinen. Im endoplasmatischen Retikulum haben wir ein Netzwerk (Retikulum) solcher miteinander in kontinuierlicher Verbindung stehender intrazellulärer Membranen vor uns (Abb. 5).

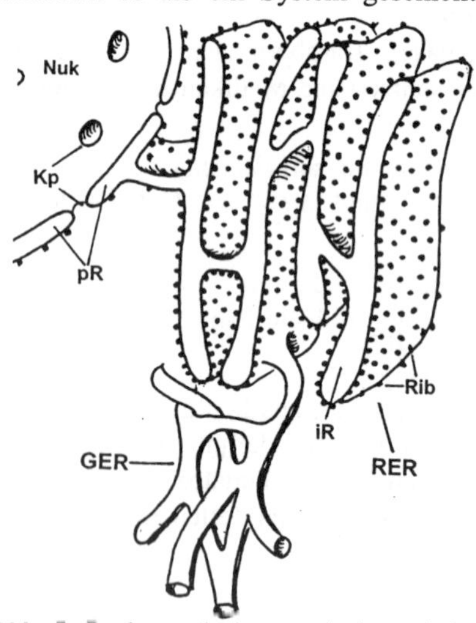

Abb. 5: Rauhes und glattes endoplasmatisches Retikulum (RER und GER), Nukleus (Nuk), Kernpore (Kp), perinukleärer Raum (pR), intermembranöser Raum (iR), Ribosomen (Rib).

Das endoplasmatische Retikulum ist ein *obligater Bestandteil* kompletter tierischer Zellen (Ausnahme: rote Blutkörperchen !) und auch in den Pflanzenzellen nachweisbar. Es reicht mit seinen Membranen von der Zellwand bis zum Zellkern und bildet um diesen einen besonderen winzig kleinen Hof (= perinukleären Raum; Abb. 5). Nach der Menge des Inhaltes im intermembranösen Raum unterscheidet man *Tubuli* (wenig Inhalt), *Sacculi* (mittlerer Inhalt) und *Zisternen* (viel Inhalt; große Blasen). Die

Menge des Inhalts wechselt mit dem Funktionszustand und ist bei aktiv tätigen Zellen am größten.

Das Aussehen des endoplasmatischen Retikulums ist nicht in allen Zellen gleich. Man trennt 2 Typen:

I. Das rauhe endoplasmatische Retikulum (RER),
die rauhwandige oder granuläre Form. Sie ist die häufigste Form. Die Oberfläche ihrer Membranen ist auf der zum Zytoplasma gerichteten Seite mit winzigen Körnchen, den Ribosomen (siehe weiter unten) besetzt. Das rauhe endoplasmatische Retikulum stellt eine wichtige Arbeitsstruktur der Zelle dar und heißt deshalb auch *Ergastoplasma* (griech. ergastikos = arbeitsam). Seine Bedeutung liegt in der Synthese von exportablen Proteinen (u.a. Kollagen, Peptidhormone und Verdauungsenzyme), die aus der Zelle ausgeschleust werden sollen, Membranproteinen und lysosomalen Enzymen (zelleigenen Verdauungsenzymen), sowie im intrazellulären Stofftransport.

II. Das glatte endoplasmatische Retikulum (GER)
oder agranuläre endoplasmatische Retikulum bildet ein röhren- oder bläschenförmiges Membransystem. Ribosomen fehlen hier, weshalb die Außenseite glatt erscheint. Es enthält Enzyme für den Lipid- und Glykogenstoffwechsel und dient der Synthese von Phospholipiden, Cholesterin, Steroiden und Glukose. Kommt in ausgeprägter Form nur in wenigen Zellen vor. Beispiele:

Steroidproduzierende Zellen: Synthese von Hormonen, die sich vom Steran ableiten = Steroide. Vorkommen: u.a. Ovar, Hoden und Nebennierenrinde.

Leberzellen: Ein Teil der Glukoneogenese (Synthese von Glukose) findet im GER statt (Leitenzym: Glukose-6-phosphatase). Darüberhinaus ist es an der Entgiftung zahlreicher schädlicher Substanzen und Medikamenten beteiligt. Der Vorgang heißt Biotransformation.

Muskelzellen: Hier hat es die besondere Bezeichnung sarkoplasmatisches Retikulum (griech. sarkos = Fleisch, Muskel) und dient als Kalzium-Ionen-Speicher.

Sonderform: Lamellae annulatae (eigtl. anulatae lat.: „die mit Ringen geschmückten“). Mehrere in konzentrischen Ringen angeordnete Lamellen. Selten aber auffällig; in Keimzellen und bösartigen Tumoren.

Hinweis: Der Begriff des *Ergastoplasmas* war bereits früher aus lichtmikroskopischen Befunden an manchen Zellen aufgestellt worden. Man verstand darunter einen Teil des Zytoplasmas, der sich mit basischen Farbstoffen (wie Hämatoxylin, Fuchsin, Gentianaviolett, usw.) anfärben ließ und nur in sehr beanspruchten Zellen zu sehen war.

Einige Beispiele:

NISSL-Schollen (oder Tigroidsubstanz) - in den Nervenzellen
Basalstreifung - in sezernierenden Drüsenzellen
Basophiles Zytoplasma - in den Plasmazellen (siehe später)

Anmerkung: Bruchstücke des granulären endoplasmatischen Retikulums, die sich z.B. beim Zentrifugieren sehr fein zerkleinerter Zellen (sog. Zellhomogenaten) gewinnen lassen, werden als **Mikrosomen** bezeichnet. Die Mikrosomenfraktion, in der sich auch Ribosomen und Lysosomen finden, wird in der Biochemie zur experiementellen Gewinnung bestimmter Zellenzyme benutzt.

4. Die Ribosomen

sind ca 20-25 nm große Körnchen, an denen die Proteinsynthese abläuft. Sie bestehen aus zwei Untereinheiten, mit den Sedimentationskoeffizienten 40 S (Svedberg) und 60 S. Jede Untereinheit setzt sich aus globulären Proteinen und *Ribonukleinsäure* (ribosomale RNA = rRNA) zusammen, deren Herstellung im Nukleolus des Zellkerns (s. dort) erfolgt. Die Untereinheiten verlassen den Kern und werden erst zu Beginn der Proteinsynthese zu funktionstüchtigen Ribosomen mit dem Koeffizienten 80 S zusammengesetzt. Merke hierzu:

Der Sedimentationskoeffizient wird durch Zentrifugation ermittelt und in der Svedberg-Einheit (S) angegeben. Er ist in der Biochemie ein geläufiges Maß für die Größe von Zellpartikeln, das u.a. von Masse, Dichte und Form der Partikel abhängt. Man darf deshalb die Koeffizienten der Untereinheiten nicht einfach addieren.

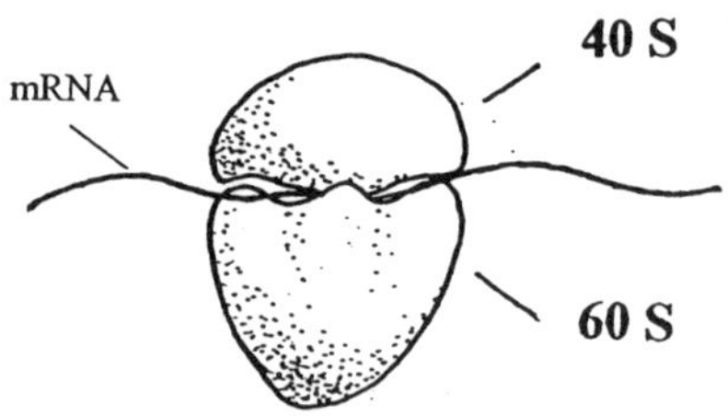

Abb. 6: Ribosom (80S) aus zwei Untereinheiten.

Die Ribosomen liegen z.T. auf der Oberfläche des endoplasmatischen Retikulums und dienen dort der Synthese von Proteinen, die in das ER abgegeben werden und zur Ausschleusung aus der Zelle bestimmt sind (exportable Proteine). Frei im Zytoplasma vorkommende Ribosomen dienen dagegen der Synthese von Proteinen, die für das *Zellinnere* wichtig sind. Als **Polysomen** (Polyribosomen) bezeichnet man mehrere Ribosomen, die gemeinsam an einem Strang (mRNA) hängen und somit alle das gleiche Protein synthetisieren. – In den Mitochondrien (siehe dort) finden sich ebenfalls Ribosomen.

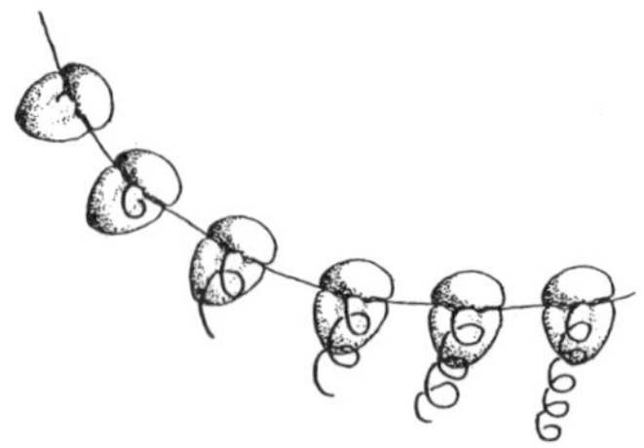
Abb.7: Polysom.

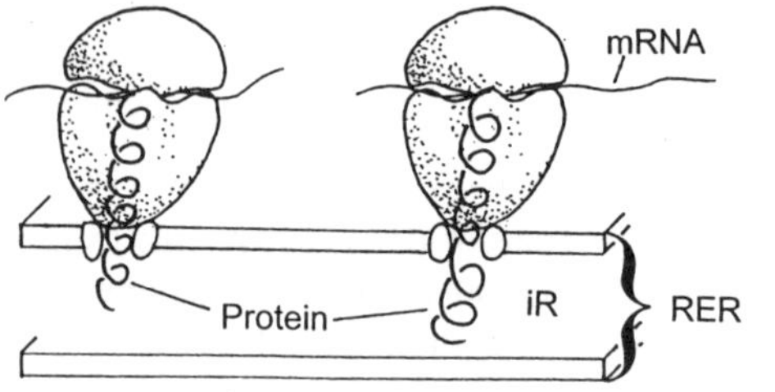

Abb.8: Ribosomen auf dem RER. iR: intermembranöser Raum

Ihr hoher Gehalt an einem sauren Stoff (= Ribonukleinsäure) verleiht den Ribosomen eine besondere Anfärbbarkeit mit *basischen* Farbstoffen, d.h. sie sind *basophil* (umgekehrt versteht man unter azidophilen Substanzen Strukturen, die basische Gruppen enthalten und gern Verbindungen mit sauren Farbstoffen eingehen).

Nur für Fleißige: **Proteinsynthese**

Die Ribosomen sind die Hauptstruktur für die Proteinsynthese. Der Mechanismus der Synthese verläuft vereinfacht in zwei Stufen:

DNA —(Transkription)→ mRNA —(Translation)→ Protein

I. Transkription (= „Umschreiben“, von einer Nukleinsäure in eine andere).
Die mRNA (Messenger- oder Botschafter RNA) wird im Zellkern an der DNA synthetisiert und stellt eine Art „Negativmatrize“ dar. Sie wird noch etwas modifiziert und wandert dann vom Zellkern in das Zytoplasma.

II. Translation (= „Übersetzen“, von der „Sprache“ der Nukleinsäuren = Basensequenz in die der Proteine = Aminosäuresequenz).

1. Die beiden Untereinheiten der Ribosomen lagern sich an die mRNA an. Jetzt knüpfen sie die verschiedenen Aminosäuren nach einem bestimmten Muster zu einer Polypeptidkette zusammen. Die Reihenfolge (= Sequenz) der Aminosäuren bestimmt die Messenger-RNA (mRNA).
2. Die verschiedenen Aminosäuren als Grundbausteine der Proteine werden an eine besondere Ribonukleinsäure von niederem Molekulargewicht, die sog. Transfer-RNA (tRNA), gebunden und zu den Ribosomen transportiert. Für jede der 20 verschiedenen Aminosäuren gibt es eine eigene tRNA. Jede tRNA hat eine besondere Erkennungsregion aus drei Basen, das sog. Anticodon.
3. Jeweils drei Basen der mRNA bilden ein Codon, an das sich nur eine bestimmte tRNA mit dem passenden Anticodon und der zugehörigen Aminosäure anlagert.
   Man kann sich zur Veranschaulichung die mRNA als eine Kette von Schlössern vorstellen, zu denen jeweils nur ein Schlüssel (sprich Aminosäure) gehört. Jeweils 3 Basen (Triplett) der mRNA bilden ein Codon (Schloss), zu dem nur ein entsprechendes Anticodon (Schlüssel) passt. So können sich also die Aminosäuren nur in der Reihenfolge an den Ribosomen aneinanderlagern, wie es die mRNA vorschreibt (Matrizenmechanismus).
4. Die Ribosomen wandern an der mRNA entlang und verlängern die Peptidkette (Elongation). Die neugebildeten Peptidketten werden von den Ribosomen abgelöst und falten sich zu den typischen Proteinmolekülen.

Beachte: Es gibt in der Zelle 3 verschiedene RNA-Formen:

1. Die Transfer-RNA (tRNA) mit Transportfunktion. Sie bindet Aminosäuren und transportiert sie zu den Ribosomen.
2. Die ribosomale RNA (rRNA). Sie ist ein wichtiger Baubestandteil der Ribosomen.
3. Die Messenger-RNA (mRNA). Ihre Aufgabe ist die Übermittlung der genetischen Information, die im Zellkern als DNA vorliegt, an die Stätten der Proteinsynthese im Zytoplasma.

Merke: Alle Formen der RNA werden im Zellkern an der DNA gebildet, ihr Wirkort ist jedoch das Zytoplasma.

3. Der GOLGI-Apparat

Historische Bemerkung: Camillo GOLGI (Anatom und Pathologe, in Siena und Pavia, 1844-1926, Nobelpreisträger) beschrieb 1898 einen durch Versilberung in Nervenzellen darstellbaren „Apparatio reticulare interno", worunter er ein netzförmiges Gebilde in Zellkernnähe verstand. Später wurde zur Anfärbung des „Inneren Netzapparates" Osmiumsäure genommen. Den Beweis des GOLGI-Apparates in lebenden Zellen konnte man durch das sog. Phasenkontrastmikroskop (mit dem man ungefärbte lebende Zellen betrachten kann) erbringen. Das obligate Vorhandensein in allen tierischen und menschlichen Zellen erbrachten erst elektronenmikroskopische Untersuchungen. Man unterscheidet elektronenmikroskopisch am

GOLGI-Apparat:

1. Doppellamellen (Sacculi, Golgi-Zisterne)
2. große Blasen (Vakuolen)
3. kleine Bläschen (Vesiculae)

Alle 3 Bestandteile werden von einfachen Zytomembranen umgeben; ihr Aufbau gleicht dem endoplasmatischen Retikulum. Sie bilden sog. **Golgi-Felder,** auch **Diktyosomen** genannt (griech. diktyon = Netz), die aus ca. 3-15 übereinandergeschichteten leicht gebogenen Golgi-Zisternen bestehen. Sie werden von Vesikeln und Vakuolen umgeben. Man unterscheidet am Diktyosom zwei Seiten:

1. Die „reife" trans-Seite,
konkave Seite des Diktyosoms, bei der die Kondensationsvakuolen, Sekretgranula und Lysosomen von den Zisternen abgeschnürt werden.

2. Die „unreife" cis-Seite,
konvexe Seite, an die neues Membranmaterial und Produkte vom rauhen endoplasmatischen Retikulum geliefert werden.

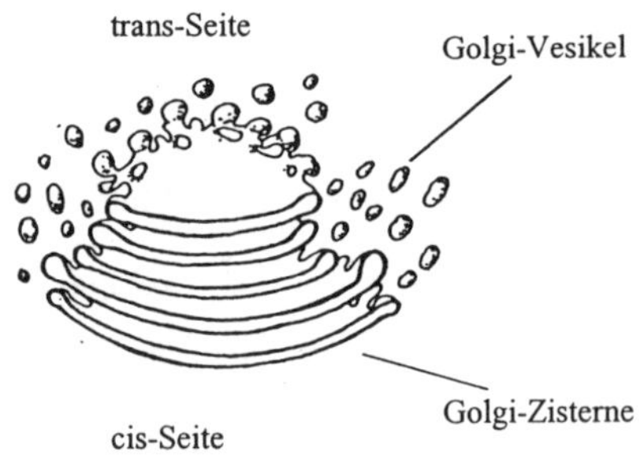

Abb.9: Diktyosom des GOLGI-Apparates

Funktion:
Der GOLGI-Apparat steht im Dienste der Sekretion und Resorption von Stoffen. Bei der Sekretion werden die Sekretbausteine im endoplasmatischen Retikulum gebildet und an den GOLGI-Apparat weitergeleitet. Dort erfolgt die Eindickung zu den Prosekretkörnchen (Zymogengranula). Die Proteine werden im GOLGI-Apparat mit Kohlenhydraten zu Glykoproteinen und Proteoglykanen verknüpft und zum Teil mit Sulfatgruppen gekoppelt = Sulfatierung. Danach Ausstoßung als Sekret aus der Zelle.
Weitere Funktionen: Bildung von Lysosomen, die resorbierte Stoffe abbauen (siehe unten) und Membranersatz.

4. Die Lysosomen

Zum Abbau größerer in die Zelle gelangter Fremdstoffe und zelleigener Stoffe besitzen manche Zellen besondere bläschenförmige Gebilde, die wegen ihrer auflösenden Eigenschaften *Lysosomen* genannt werden. Sie werden von einer einfachen Zytomembran umgeben. Man unterscheidet:

Primäre Lysosomen:
Sie werden direkt vom Golgi-Apparat abgeschnürt und enthalten zahlreiche Abbauenzyme (Hydrolasen), von denen die saure Phosphatase, das Kathepsin und die Glucuronidase die wichtigsten sind.

Sekundäre Lysosomen
entstehen durch Zusammenschluss von primären Lysosomen mit Vakuolen, die abzubauendes Material enthalten. Man unterscheidet:

a) Heterolysosom, Heterophagosom. Es ist mit dem Abbau von Phagosomen (durch Phagozytose in Membranvakuolen aufgenommenes Material) befasst.

b) Autolysosom, Autophagosom. Es wird ein zelleigener Körper z.B. ein Mitochondrium, das in eine sog. autophagische Vakuole eingeschlossen wurde, abgebaut.

Als Abbauprodukt entsteht ein Lysosom, das durch Exozytose (siehe Stoffaufnahme) aus der Zelle ausgestoßen wird oder als Restkörper (Residualkörper oder Telolysosom) im Zytoplasma verbleibt.
Lysosomen sind am Abbau und Umbau von Geweben beteiligt. – Wird die umgebene Membran der Lysosomen beschädigt, kann es zu einer Autolyse (Selbstauflösung) der Zelle kommen. – Durch genetisch bedingte Defekte lysosomaler Enzyme kann ein Abbau unterbleiben und eine Anhäufung bestimmter Stoffe auftreten; sog. Speicherkrankheiten, wie z.B. Mucopolysaccharidosen.

5. Die Peroxisomen

Unter Peroxisomen versteht man runde oder ovale Körperchen (microbodies) im Zytoplasma, die von einer einfachen Membran umgeben sind. Sie sind am Stoffwechsel und zusammmen mit den Mitochondrien an der Zellatmung beteiligt. Im Inneren finden sich Oxidasen und Katalase, so dass Wasserstoffperoxid (H_2O_2) gebildet und zu Wasser gespalten werden kann. Diese Reaktion dient dem Abbau von Fettsäuren und der Entgiftung. Die Peroxisomen entstehen direkt aus Anteilen des endoplasmatischen Retikulums (ER) durch Abschnürung.

6. Die Mitochondrien

Im Zytoplasma aller Zellen finden sich winzige, fadenförmige oder stäbchenförmige Gebilde, die als *Mitochondrien* bezeichnet werden (griech. mitos = Faden, chondros = Korn). In den üblichen histologischen Präparaten sind die Mitochondrien lediglich als eine feine Granulierung des Zytoplasmas zu erkennen. Durch besondere Farbstoffe (Janusgrün) können sie gesondert angefärbt und sichtbar gemacht werden (sog. Selektivfärbungen).

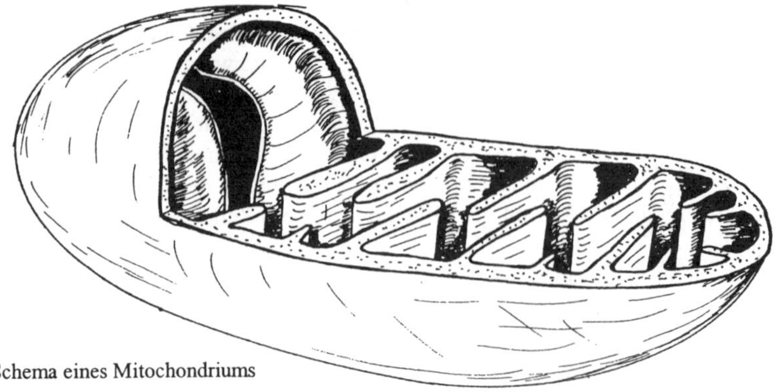

Abb.10: Schema eines Mitochondriums

Die Feinstruktur wurde durch das Elektronenmikroskop weitgehend aufgeklärt; Folgende Anteile sind zu unterscheiden (Abb.10 und 11):

Eine **doppelte Membran**
: umschließt das ganze Organell. Beide Membranen zeigen den typischen Aufbau einer Zytomembran (Phospholipiddoppelschicht).

Die äußere Membran
: besitzt zahlreiche Tunnelproteine (sog. Porine), die den Durchtritt auch größerer Moleküle ermöglichen.

Die innere Membran
: faltet sich in das Innere des Mitochondriums hinein, so dass man sog.

Cristae oder Tubuli
: im Innern sieht. Diese leistenförmigen Cristae oder schlauchförmigen Tubuli sind der Sitz einiger unten beschriebener Enzyme. – Zwischen äußerer und innerer Membran liegt der

Intermembranraum,
: Spatium intermembranosum oder äußerer Reaktionsraum.

Matrixraum
: oder innerer Reaktionsraum heißt der von der inneren Membran umhüllte Hohlraum. Er wird von einer Matrix ausgefüllt, die gelöste Enzyme enthält. Sie enthält außerdem eine eigene ringförmige DNA, eigene Ribosomen (70S) und die

Granula mitochondrialia,
: etwa 30 nm dicke Kalziumphosphat-Körnchen, die vermutlich der Regulation der Kalziumkonzentration dienen.

Wegen ihrer biochemischen Leistungen und der besonderen Anordnung ihrer Enzyme hat man die Mitochondrien als *geordnete Multienzymsysteme* bezeichnet. Nach den wichtigsten Enzymen ist das Mitochondrium ein Organell der biologischen Oxidation.

An folgenden Stoffwechselprozessen sind die Mitochondrien beteiligt:

Matrix: Zitratzyklus, Harnstoffzyklus (teilweise), Beta-Oxidation der Fettsäuren

Innere Membran: Atmungskette, ATP-Bildung

Bei erhöhter Aktivität (Bildung von ATP) der Mitochondrien kann man beobachten, dass die normale sog. orthodoxe Form (schmale Intermembranräume) in die sog. kondensierte Form (breite Intermembranräume, Volumen der Matrix auf bis zu 50 % reduziert) übergeht. Die Anzahl der Mitochondrien pro Zelle wird von der Stoffwechselaktivität der Zelle bestimmt. Zellen hoher Stoffwechselaktivität (z.B. Leberzellen) können bis zu 5000 Mitochondrien aufweisen.

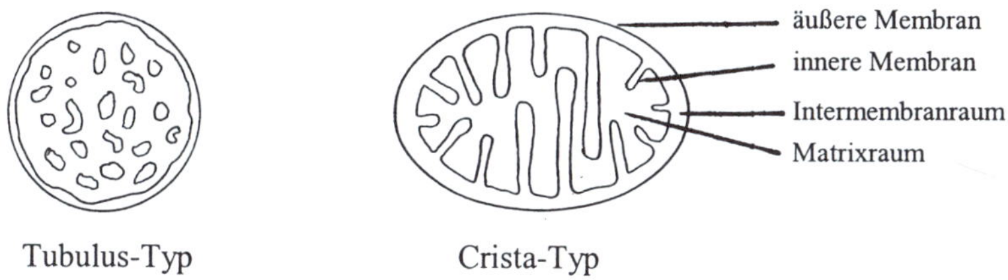

Abb.11: Schnitte durch Mitochondrien.

Gemäß der Endosymbiontenthese stellt das Mitochondrium ein aus einem Bakterium hervorgegangenes Zellorganell dar. Für diese These spricht, dass die innere Mitochondrienmembran reich an Cardiolipin, einem für die Bakterienmembran typischen Stoff, ist. Außerdem besitzt das Mitochondrium eine eigene DNA, die bakterientypisch ringförmig und frei von Histonen ist. Durch den Besitz dieser eigenen DNA und Ribosomen, sind die Mitochondrien in der Lage, sich durch Teilung zu vermehren. – Die inzwischen vollständige Aufklärung der mitochondrialen DNA-Sequenz ergab eine Überraschung: Nur 13 ihrer etwa 150 Proteine kodieren die Mitochondrien selbst, die übrigen werden vom Zellkern kodiert.

Merke:

> **Mitochondrien**
> sind fadenförmige oder ovale Gebilde aus einer Doppelmembran, einer ungegliederten Innensubstanz (Matrix) und einem inneren Lamellensystem (Tubuli oder Cristae). Sie enthalten die Enzyme der biologischen Oxidation und der zugehörigen Nebenreaktionen (geordnete Multienzymsysteme), eigene DNA und RNA, sowie eigene Ribosomen.

7. Das Zentrosom

Unter dem *Zentrosom* versteht man ein besonderes Organell im Dienste der Zellteilung und eventueller Bewegungseinrichtungen. Es ist lichtmikroskopisch nur selten und dann meistens in sich teilenden Zellen erkennbar. Elektronenmikroskopisch konnte man es aber an den meisten Zellen der höheren Tiere nachweisen; es fehlt nur in den

Pflanzenzellen und bei Protozoen (die aber andere ähnlich funktionierende Strukturen besitzen !). Man unterscheidet am

Zentrosom (Zytozentrum)

1. Das Zentriol (Zentralkörperchen)
   Es besteht aus einem winzigen Hohlzylinder; die Wände des Zylinder bestehen auf einem Querschnitt (Abb.12) aus 9 Säulen, von denen jede aus 3 aneinandergelagerten Röhrchen (Mikrotubuli) besteht. Die meisten Zellen haben 2 solcher Zentriolen = *Diplosom*, wobei beide zueinander im rechten Winkel liegen.

2. Zentroplasma
   umgibt die Zentriolen und ist Teil des Zytoplasmas mit besonderer Differenzierungsmöglichkeit. Es zeigt manchmal eine feine strahlige Struktur = *Astrosphäre* und bildet während der Zellteilung die *Spindelfasern* (siehe später).

Die Hauptaufgabe des Zentrosoms ist die Bewegung der Chromosomen während der Zellteilung, deshalb auch als Bewegungszentrum oder *Mikrozentrum* oder *Kinetozentrum* bezeichnet.

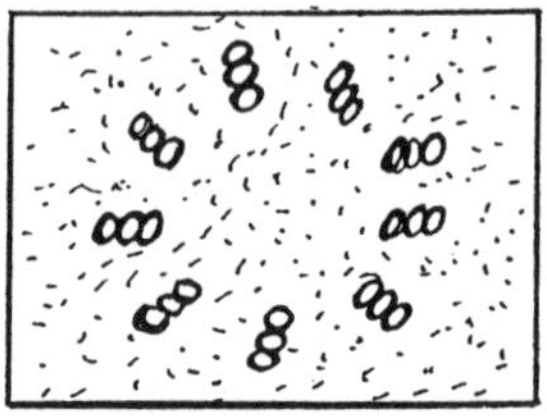

Abb. 12: Zentriol im Elektronenmikroskop.

Die Kinetosomen

sind besondere Bewegungsorganellen für Flimmerhaare und mit den Zentriolen eng verwandt. Ihr Aufbau und ihre Funktion werden später bei der Beschreibung der Flimmerhaare dargestellt.

Das Zytoskelett

Die Grundsubstanz des Zytoplasmas ist nicht, wie man aus lichtmikroskopischer Betrachtung schließen könnte, strukturlos (Hyaloplasma). Man findet verschiedene filamentöse und tubuläre Strukturen. Nach dem Durchmesser unterscheidet man:

1. Mikrofilamente (∅ 6-8 nm)
2. Intermediäre Filamente (∅ 10 nm)
3. Mikrotubuli (∅ 25 nm)

Die Filamente werden durch Aneinanderlagerung von Proteinen gebildet.

1. Mikrofilamente. Wichtigster Vertreter ist das **Aktinfilament**, das in allen Zellen vorkommt. Es ist an der Muskelkontraktion und vielen anderen Bewegungsvorgängen in der Zelle beteiligt.

2. Intermediäre Filamente bestehen aus zahlreichen dünnen Proteinfäden (∅ 2-3 nm), die zu dickeren Strängen (∅ 10 nm) verflochten sind. Beispiele: Desmin (in Muskelzellen), Zytokeratine (Epithelzellen), Vimentin (in mesenchymalen u. embryonalen Zellen), Lamin (innere Zellkernmembran). Funktion: Zellstabilisierung.

3. Mikrotubuli

sind röhrchenförmige Strukturen, die aus Proteinuntereinheiten (Tubulin) zusammengesetzt sind. Das Tubulin ist ein Dimer aus zwei kleineren Untereinheiten (α -Tubulin und β -Tubulin). Sie sind im Mikrotubulus spiralförmig zu einem Hohlzylinder angeordnet. Mikrotubuli können stets wieder in ihre Tubulinuntereinheiten zerlegt werden und daraus erneut zu einem Mikrotubulus polymerisieren. Die Polymerisation kann z.B. durch Cholchizin, einem Giftstoff aus der Herbstzeitlose, gehemmt werden. Mikrotubuli assoziierte Proteine (MAP) stellen Verbindungen zur Matrix her.

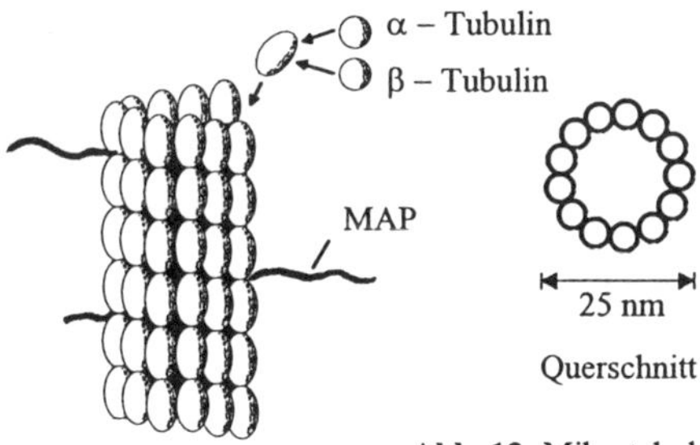

Abb. 13: Mikrotubulus.

Funktion:
Das Zytoskelett ist eine Stützstruktur, die der Zelle ihre Form gibt und gegen Kräfte, z.B. osmotische Kräfte, stabilisiert. Es dient als Aufhänger für die Zellorganellen und transportiert Pigmente und Vesikel.

Einige Zellen weisen spezifische, filamentäre Strukturen auf, die auch lichtmikroskopisch sichtbar sind. Sie werden als **Metaplasma** bezeichnet:

Myofibrillen
Es sind Bündel aus Aktin- und Myosinfilamenten, die im Zusammenspiel die Kontraktion einer Muskelzelle ermöglichen (siehe später).

Tonofilamente
Es sind besondere Eiweißfäden, die als Bestandteil der Desmosomen z.B. in den Epithelzellen der Oberhaut, dem Epithelverband Festigkeit gegen Zugbeanspruchung geben soll. Tonofilamente zählen zu den intermediären Filamenten (Zytokeratine).

Neurofilamente
Es sind Eiweißfäden, die die komplexe Struktur der Nervenzelle stabilisieren. Neurofilamente zählen ebenfalls zu den intermediären Filamenten.

Die paraplasmatischen Einschlüsse

Tote Einschlüsse im Zellleib, die durch Aufnahme von außen oder durch Abbau innerhalb der Zelle entstanden sind. Sie werden auch als **Paraplasma** zusammengefasst. Manche der paraplasmatischen Substanzen werden für den Zellstoffwechsel gebraucht (sog. Reservestoffe), andere sind Abfallstoffe aus dem Stoffwechselgeschehen.

Einige Beispiele:

a) Glykogen
   Reserveform der *Glukose* (tierisches Reservekohlenhydrat), in feinen Tropfen oder Schollen in allen Zellen vorhanden, besonders reichlich in Leber-, Muskel-, und

Herzmuskelzellen. Nachweis: Färbung mit BESTschem Karmin (rot) oder mit Jod (braun).

b) Neutralfett und Lipoide

Die Fettstoffe (Neutralfett, Cholesterin, Lezithin und Kephalin) sind die häufigsten paraplasmatischen Substanzen. In den üblichen histologischen Präparaten kann man sie allerdings nicht mehr nachweisen; man findet nur noch kleine Löcher oder ein schaumig aussehendes Zytoplasma, weil Fettstoffe mit Behandlung durch Alkohol und Xylol bei der üblichen Präparatherstellung herausgelöst werden. Zum Nachweis nimmt man deshalb dünne Schnitte gefrorenen Gewebes (am sog. Gefrierschnittmikrotom geschnitten) und färbt sie mit Sudan III (hellrot bis Orange) oder mit Scharlach R; Lipoide (Kephaline und Lecithine) lassen sich auch gut mit Osmiumsäure färben (schwarz).

c) Eiweiße

Relativ selten, z.B. nach eiweißreichen Mahlzeiten in den Leberzellen oder unter krankhaften Bedingungen bei Eiweißausscheidung mit dem Urin in den Nierenepithelzellen (sog. Nephrosen). Typisch sind Eiweißkristalloide in den Zwischenzellen des Hoden (sog. REINKE-Kristalle).

d) Pigmente

Eine sehr große Gruppe von verschiedenartigen Substanzen. Pigmente sind *körnige Elemente mit Eigenfarbe*, die in den Zellen abgelagert werden, z.B.:

Melanin:

Wird aus Aminosäuren (Phenylalanin, Tyrosin, Tryptophan) im endoplasmatischen Retikulum gebildet und im Golgi-Apparat zu Körnchen kondensiert. Funktion: Lichtabsorption. Vorkommen im Pigmentepithel der Netzhaut, Unterhautgewebe (Melanoblasten) und in den Haaren; pathologisch in besonderen Geschwülsten (sog. Melanome). Farbe: *schwarzbraun*.

Lipofuszin:

sog. braunes Abnutzungspigment. Eiweiß - Lipoidkomplex. Keine funktionelle Bedeutung; findet sich in gealterten Organen, besonders in Leber, Herz, Gehirn und Hoden.

Hämosiderin:

Eisenhaltiges Pigment aus dem roten Blutfarbstoff *Hämoglobin*. Findet sich häufig in den phagozytierenden Zellen (siehe später) der Milz, der Leber (KUPFFER-Sternzellen), des Knochenmarkes. Nachweis: durch Blaufärbung mittels der Berliner - Blau - Reaktion (= Eisen-III-Salze geben mit Kaliumferrocyanid das blaue Kaliumferrihexacyanoferrat in Anwesenheit von Luftsauerstoff).

e) Kristalle

Meistens sind es winzige Teile anorganischer Substanzen, die mehr oder weniger zufällig in die Zelle gelangt sind, z.B. Ruß, Kieselsäure, Harnsäure, Kalk und Farbstoffe bei Tätowierungen.

B. Der Nukleus

Der **Zellkern** (lat. nucleus, griech. karyon) ist ein obligater Bestandteil lebender Zellen (wichtige Ausnahme: rote Blutkörperchen, die aber auch nur etwa 120 Tage lebensfähig sind !). In fixierten histologischen Präparaten sieht man runde, ovale oder gelappte Kerne, die sich durch ihre Basophilie (= Anfärbbarkeit mit basischen Farbstoffen, z.B. Hämatoxylin) vom meist azidophilen Zytoplasma unterscheiden. Als allgemeine Definition gilt für den

> **Nukleus:**
>
> Besonderes, durch eine Membran abgegrenztes Steuerungszentrum der Zelle, das die Chromosomen mit den Erbanlagen enthält, durch hohen Gehalt an DNA (Desoxyribonukleinsäure) auffällt und für die Zellerhaltung notwendig ist.

Nach den *lichtmikroskopischen* Befunden unterscheidet man am Zellkern 4 Bestandteile:

1. die Kernmembran
2. das Chromatin
3. die Karyolymphe
4. den Nukleolus

Die Anteile 2. und 3. werden als **Karyoplasma** oder **Nukleoplasma** zusammengefasst. Diese Teile sind aber nur in fixierten Präparaten erkennbar, in lebenden Zellen (mit dem Phasenmikroskop betrachtet) kann man sie nicht sehen. Im Einzelnen ist über die Kernteile zu wissen:

1. Die Kernmembran

(Nukleolemm oder Karyotheca) ist ca 20 nm dick, doppeltbrechend und besteht aus einer *doppelten Zytomembran*. Im Elektronenmikroskop hat man ihre Zusammensetzung aus 3 wesentlichen Bestandteilen erkannt: Vergleiche Abb. 2 und 5!

a) die Innenmembran
oder eigentliche Kernmembran umhüllt als dünnes Häutchen den Kerninhalt. Sie besteht aus einer Zytomembran (Phospholipiddoppelschicht). An ihrer Innenseite ist sie durch ein Netzwerk aus Lamin verstärkt (sog. Kernlamina). Lamin ist ein fadenförmiges Protein, das zu den intermediären Filamenten zählt.

b) die Außenmembran
ist als eine Sonderform des endoplasmatischen Retikulums aufzufassen, die den Kern schalenförmig umgibt und oft mit Ribosomen besetzt ist (Kernlose Zellen wie die roten Blutkorperchen verlieren mit dem Zellkern auch das endoplasmatische Retikulum). Zwischen Außen- und Innenmembran liegt

c) der perinukleäre Raum.
   Er ist ein winziger Spaltraum und steht mit dem Zisternensystem des endoplasmatischen Retikulums in direkter Verbindung (Abb. 2 und 5).

An manchen Stellen ist die Kernmembran durchbrochen; diese Stellen heißen **Kernporen** (ca 50 nm groß) und dienen dem Stoffaustausch zwischen Kern und Zytoplasma. In die Kernporen ist ein sog. *Kernporenkomplex* eingelassen. Er besteht aus jeweils acht Proteinen, die an der Innen- und Außenseite kranzförmig um die Kernpore angeordnet sind (Anulus pori) und einem zentralen Protein (Zentralgranulum). Funktion: Verschluss und ausgewählte Durchlässigkeit der Kernpore.

2. Das Chromatin

ist der mit basischen Farbstoffen (wie Hämatoxylin) färbbare Anteil des Karyoplasmas. Man findet Chromatin als Bröckchen (sog. *Karyosomen*) oder Bänder im Kern verteilt (wie in den sog. Radspeichenkernen der Plasmazellen). Es handelt sich um mehr oder weniger stark kondensierte Chromosomen. Chemisch besteht das Chromatin aus einem DNA-Proteinkomplex, wie man durch die „Nuklearreaktion nach Feulgen“ beweisen kann: Nach Behandlung des Präparates mit schwacher Salzsäure (Hydrolyse) und Zugabe von fuchsinschwefliger Säure (SCHIFFsche Aldehydreagenz) färben sich bestimmte Chromosomenanteile rotviolett. Die Feulgen-Reaktion ist ein Nachweis für DNA (Desoxyribonukleinsäure), dem Hauptbestandteil des Chromatins. Die Chromosomen und der Feinbau des Chromatins werden in einem besonderen Abschnitt besprochen !

3. Die Karyolymphe

oder der Kernsaft ist ein Name für den lichtmikroskopisch scheinbar leeren Raum zwischen dem Chromatin. Darin gelöst sind zahlreiche Proteine und andere Stoffe.

4. Der Nukleolus

oder das Kernkörperchen ist ein lichtmikroskopisch homogen aussehender, runder Körper in den meisten Zellkernen. Gelegentlich kann man auch mehrere in einem Kern finden, ebenso ist die Größe unterschiedlich, aber für jede Zellart typisch. Die heutige Kenntnis beruht auf elektronenmikroskopischen Befunden:

> Ein Nukleolus ist ein Teil eines besonderen Chromosoms. Dieses Chromosom hat einen „Nukleolus-Organisator“, d.h. eine kurze Strecke, an der ringförmig die Nukleolensubstanz gebildet wird (Der Nukleolus steckt gewissermaßen auf einem Chromosom wie ein „Eis am Stil“). Man spricht auch von der NOR-Region des Chromosoms (= Nukleolus-organizer-Region). Der Nukleolus ist Ort der Synthese von ribosomaler RNA (rRNA), einem wichtigen Baubestandteil der Ribosomen. Die Nukleolensubstanz besteht aus großen Mengen an rRNA und ribosomalen Proteinen. Sie erscheint teils körnig (Pars granulosa) oder fadenförmig (Pars filamentosa).

Allgemeines

Ein Zellkern kann in der Zelle in 2 verschiedenen Zustandsformen angetroffen werden:

1. Interphasenkern
oder *Arbeitskern* (auch, nicht ganz zutreffend, *Ruhekern* genannt). Es ist der typische, in den meisten Zellen als rundes, ovoides oder gelapptes Gebilde erkennbare Zellkern mit den vorher beschriebenen Bestandteilen (Kernmembran, Chromatin, Nukleolus usw.). „Interphasenkern" bedeutet, dass sich der Kern zwischen zwei Teilungen (oder nach einer Teilung) befindet und z.Z. in *Teilungsruhe* vorliegt.

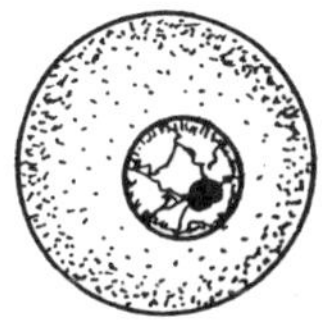

Interphase

2. Teilungskern
Er liegt nur in der Zellteilungsphase als ein besonderes Zustandsbild vor. Dabei verschwindet die typische Kernmembran und der Nukleolus, während die Chromosomen in typischer Anordnung zu erkennen sind. Nach Abschluss der Teilung kondensieren die Teile wieder zum Interphasenkern.

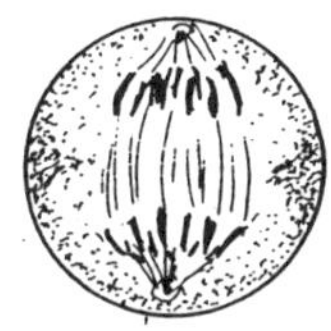

Zellteilungsphase

Die Masse des Zellkernes und die Zytoplasmamasse stehen immer in einem bestimmten Verhältnis, das wir **Kern-Plasma-Relation** nennen. Berücksichtigt wird aber nur das Zytoplasma *ohne* paraplasmatische Einschlüsse. Beim Ausmessen der kleinsten Leberzellen findet man eine bestimmte Kerngröße. Unter funktioneller Belastung nimmt aber die Zell- und Kerngröße zu. Dabei verhält sich der kleinste Kern zu den größeren etwa wie 1 : 2 : 4 : 8 (geometrische Reihe); in gleicher Weise wächst das Zellvolumen. Die Ursache ist die sog. **Polyploidie** (siehe später unter Endomitose). Die Kernvergrößerung hat aber ihre Grenzen. Wird trotzdem noch mehr Kernmasse gebraucht, so werden durch Zellfusion (siehe später !) *mehrkernige* Zellen erzeugt (Osteoklasten, Chondroklasten, LANGHANSsche Riesenzellen bei der Tuberkulose, usw.).

Kernfunktionen

1. Bildung der sog. Transfer-RNA und der ribosomalen RNA im Nukleolus und deren Bereitstellung für die Proteinsynthese an den Ribosomen im Zytoplasma und am endoplasmatischen Retikulum.
2. Messenger-RNA (Boten-RNA) wird an der DNA gebildet (Transkription) und diktiert den artspezifischen Zusammenbau der Aminosäuren zu den körpereigenen Proteinen an den Ribosomen.
3. Bewahrung der Chromosomen in der Interphase, Verdopplung der DNA (Replikation) und Weitergabe der spezifischen Zelleigenschaften in den Erbfaktoren (Genen).

Zeichen des Zelltodes

Das Absterben einer Zelle äußert sich besonders auffällig am Zellkern, während am Zytoplasma nur geringe Veränderungen (sog. kadaveröse Trübung) zu erkennen sind. Merke einige Kernveränderungen (Abb. 14):

1. *Kernpyknose*
   Das Chromatin schrumpft zu einer stark anfärbbaren Kugel.
2. *Kernwandhyperchromasie*
   Das Chromatin kann auch mit der Kernwand verklumpen, die dadurch besonders dick und stark anfärbbar erscheint.
3. *Karyorrhexis*
   Der Kern zerfällt durch zerstörende Enzyme (Nukleasen) in einzelne Bruchstücke.
4. *Karyolyse*
   Die Kernsubstanzen werden allmählich aufgelöst und immer schwächer anfärbbar; man spricht vom „Verdämmern der Zellen"; auch Chromatolyse genannt.

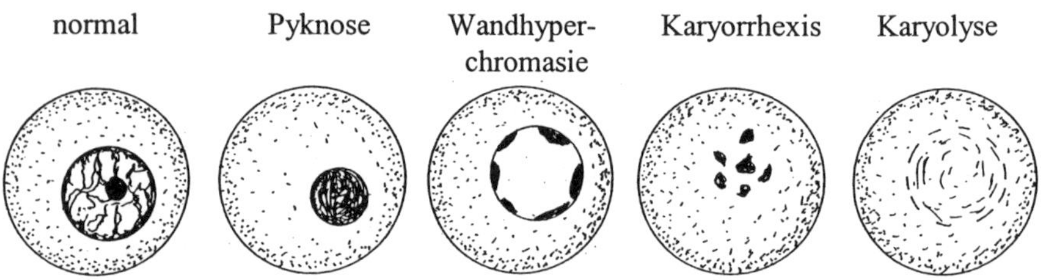

Abb. 14: Schema der Kernveränderungen beim Zelltod

Alle 4 Formen des Zellkerntodes sind nur verschiedene Zustandsbilder des Abbaus. Man nennt den Zellverfall und Abbau *Autolyse*, wenn er durch enthemmte Enzyme der Zellen selbst, ohne Mithilfe anderer lebender Zellen oder Bakterien erfolgt. Man spricht von *Nekrose*, wenn einzelne Zellen oder Gewebe in einem sonst lebenden Körper absterben und von den benachbarten lebenden Zellen aufgelöst werden. Die *Nekrobiose* ist ein Begriff für langsames Absterben von Zellen (z.B. durch zunehmenden Sauerstoffmangel). Abbau von Zellen durch Bakterien heißt *Fäulnis*.

Die Chromosomen

Die wichtigsten, unverzichtbaren (= essentiellen) Bestandteile der Zellkerne sind die *Chromosomen*. Die Chromosomen sind Sitz der Erbanlagen (*Gene*) und bestehen aus einem DNA-Proteinkomplex. Sie sind immer im Kern vorhanden, aber nur im Verlauf einer Zellteilung (Mitose) sind sie als winzige, längliche oder v-förmige Stäbchen lichtmikroskopisch sichtbar. Während der Metaphase (einem Teilschritt der Mitose) liegen die Chromosomen in einer besonders stark kondensierten Form als sog. *Metaphasenchromosomen* vor. Merke die Besonderheiten:

Metaphasechromosomen
Längliche oder v-förmige Körperchen aus zwei identisch gebauten Chromatiden mit einer Einschnürung (*Zentromer*), an der sie bewegt werden können. Jede

Chromatide
besteht aus einem einzelnen, langen, fadenförmigen DNA-Molekül und Proteinen. Durch mehrfache Spiralisation ist sie zu einer dichten Struktur kondensiert. – Eine Chromatide kann durch Spaltung und Synthese dupliziert werden. Es entstehen zwei identische Schwesterchromatiden, die im Zentromer-Bereich aneinander haften. Im Metaphasechromosom haben wir ein solches Paar Schwesterchromatiden vor uns.

Das Zentromer
oder das *Kinetochor* oder der Spindelansatz findet sich an jeder Chromatide als Einschnürung. Es sitzt meist in der Mitte oder mehr an einem der Enden und unterteilt die Chromatiden in zwei Schenkel. Vom Zentromer gehen während der Zellteilung die sog. *Spindelfasern* aus, an denen die beiden Chromatiden auseinandergezogen werden (vergleiche Abschnitt Zellteilung).

Anmerkung: Einzelne Chromosomen haben noch eine weitere (sekundäre) Einschnürung, die sog. NOR (= nukleolus - organizer - region). Solche Stellen sind bereits vorher als „Nukleolus-Organisator" beschrieben worden. Sie sind Ort der Synthese von ribosomaler RNA (rRNA).

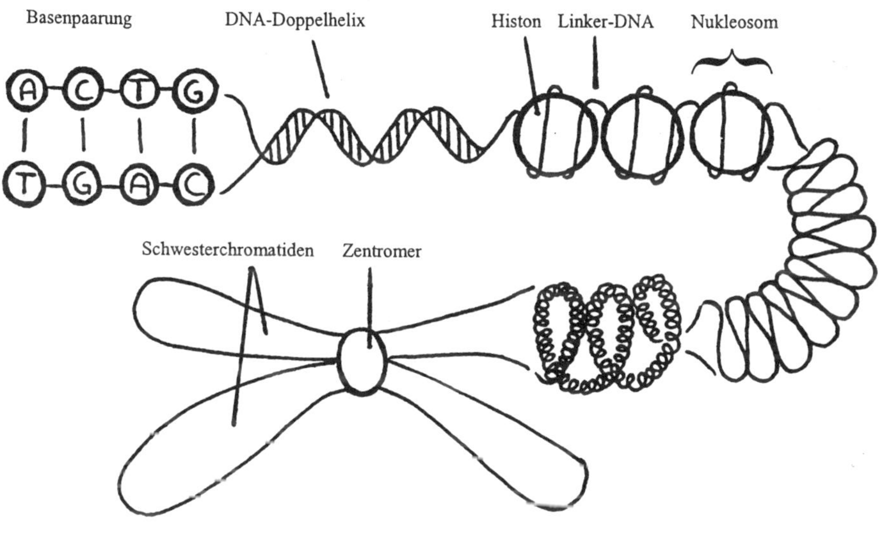

Abb. 15: Schema eines Chromosoms.

Die kleinste Einheit der mehrfachen Spiralsysteme ist die sog. DNA-Doppelhelix, d.h. eine Doppelspirale aus Desoxyribonukleotiden. Sie ist in regelmäßigen Abständen um Oktamere (Proteinkugeln aus jeweils acht besonderen Proteinen = Histonen) gewunden, die dann als *Nukleosomen* bezeichnet werden. Die Nukleosomen sind jeweils durch einen kurzen DNA-Abschnitt (sog. Linker-DNA) miteinander verbunden und bilden die sog. *Nukleosomenfiber*, die an eine Perlenkette erinnert. Sie wird mehrfach spiralisiert, wodurch eine Verkürzung und Verdickung der Struktur erreicht wird. Nur so kann der DNA-Faden, der entspiralisiert eine Länge von etwa 5 cm hat, im Zellkern als Chromosom von 1-2 μm Länge untergebracht werden.

Nach einer Zellteilung (Mitose) besteht jedes Chromosom nur noch aus einer einzelnen Chromatide, die sich in der nachfolgenden sog. Interphase entspiralisiert. Auf den Chromosomenschenkeln dieser sog. **Interphasechromosomen** kann man noch eine Unterteilung treffen, die sich auf die Anfärbbarkeit bezieht und funktionelle Bedeutung hat:

a) das Heterochromatin
Ein besonders stark anfärbbares Chromosomenstück. Hier ist das Chromatin besonders dicht aneinander gerückt; diese Stelle ist genetisch inaktiv. Das Heterochromatin entspricht den lichtmikroskopisch sichtbaren Chromatinbröckchen (Karyosomen).

b) das Euchromatin
ist der weniger gefärbte Chromosomenanteil. Er ist weniger stark spiralisiert und wird als „aktives“ Genmaterial bezeichnet, da hier die DNA abgelesen wird (Transkription).

Die Chromosomensätze

Die normalen Zellen des menschlichen Körpers besitzen einen doppelten (= diploiden) Satz von

2 mal 23 = 46 Chromosomen.

Zellen, die nur einen einfachen Satz haben, z.B. die Spermien und die reifen Eizellen, werden *haploide* Zellen genannt (mit 1 mal 23 Chromosomen). Der diploide Chromosomensatz der normalen Körperzellen ist folgendermaßen zusammengesetzt:

2 mal 22 **Autosomen** = Chromosomen, von denen sich jeweils zwei völlig gleichen (= homologe) Chromosomen.

2 mal 1 **Heterosom** = ungleiche Chromosomen, die mit der Vererbung des Geschlechtes in Zusammenhang stehen. Sie heißen auch *Geschlechtschromosomen* oder *Gonosomen*.

Die Geschlechtschromosomen kommen wiederum in zwei Varianten vor:

X - Chromosom und Y - Chromosom.

Bei der Analyse verschiedener Zellarten des Menschen ergeben sich folgende Chromosomenkombinationen:

Weibliche Zellen:

Normale Körperzellen (Somazellen) mit diploiden Satz:

2 mal 22 Autosomen plus 2 X-Chromosomen (= 46 Stück).

Reife Eizellen (Ovum) mit dem haploiden Satz:

1 mal 22 Autosomen plus 1 X-Chromosom (= 23 Stück).

Männliche Zellen:

Normale Körperzellen mit dem diploiden Satz:

2 mal 22 Autosomen plus 1 X- und 1 Y-Chromosom (= 46 Stück).

Reife Spermien mit haploiden Satz; sie entfallen zu etwa je 50 % auf:

a) 1 mal 22 Autosomen plus 1 X-Chromosom (= 23 Stück)
b) 1 mal 22 Autosomen plus 1 Y-Chromosom (= 23 Stück)

Für die Geschlechtsausbildung eines Menschen ist somit die Kombination der beiden Geschlechtschromosomen entscheidend; merke deshalb die beiden Kombinationen:

männlich = XY - Typ - weiblich = XX - Typ.

Anmerkung: Nur für Fleißige !
In der internationalen Nomenklatur hat man alle Chromosomenpaare nach ihrer Größe geordnet und sie dann fortlaufend nummeriert. Nr. 1 ist das größte, Nr. 22 das kleinste Autosom. Die Heterosomen liegen größenmäßig in der Mitte, werden aber getrennt mit X und Y bezeichnet. Für eine sog. *Chromosomenanalyse* benutzt man Quetschpräparate sich teilender Zellen (aus der Metaphase einer Zellteilung, siehe nächstes Kapitel). Besonders geeignet sind Knochenmarks- und Epithelzellen. – Die größten Chromosomen (bis 2 mm) hat man in den Speicheldrüsenzellkernen von Dipteren (Zweiflügler, wie Mücken und Fliegen) gefunden, die kleinsten dagegen bei Pilzen und einigen Vögeln.

Das Geschlechtschromatin

Es darf nicht mit den Geschlechtschromosomen verwechselt werden, obwohl es mit ihnen etwas zu tun hat. In manchen Zellen lassen sich bestimmte Körperchen nachweisen, aus deren Anwesenheit man auf das Geschlecht des entsprechenden Individuums schließen kann. Sie heißen nach ihrem Erstbeschreiber

> **BARR - Körperchen**
>
> oder auch Barr-Bertram-Körperchen oder „Sexchromatin“. Es sind etwa 1µm große Anhängsel der Kernwand (Abb. 16) und entsprechen einem Teil eines X-Chromosoms.

Weibliche Gewebe zeigen eine *hohe Zahl* von BARR-Körperchen. Sie sind praktisch wichtig zur Differentialdiagnose von „Zwittern" (Hermaphroditen), wobei man Epithelzellen (Mundepitheltest) benutzt. Eine andere Art der Geschlechtsbestimmung erfolgt aus dem Blutbild mit Hilfe der *Trommelschlegel*:

> **Trommelschlegel**
> oder „drum-sticks". Es sind Anhänge am Zellkern weißer Blutkörperchen (der neutrophilen Granulozyten, vergleiche Abb. 17).

Weibliche Individuen haben ca 3 % oder mehr drum-sticks, männliche weniger (Feststellung im sog. Leukozytentest).

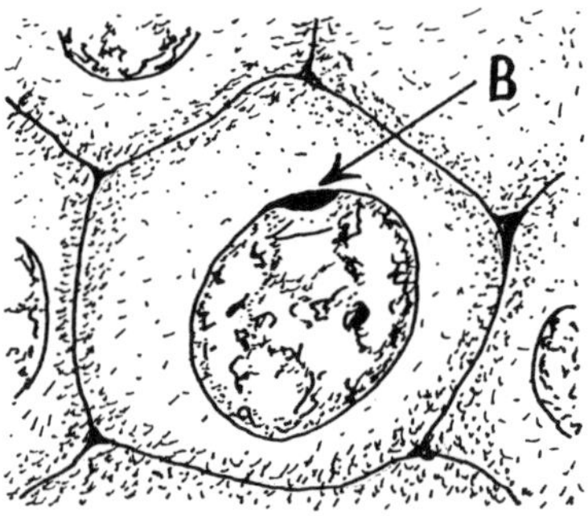

Abb. 16: BARR – Körperchen (B)

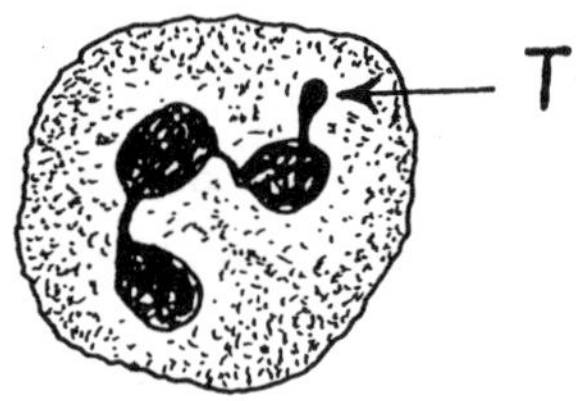

Abb. 17: Trommelschlegel (T)

Merke:

Zur Vorbereitung auf die naturwissenschaftliche Vorprüfung steht aus der Reihe AUXILIUM-Repetitorium das Heft

Zoologie

zur Verfügung. Auf 170 Seiten werden die wichtigsten Einzelheiten aus der Zoologie dargestellt. Das Heft ist besonders gut geeignet, wenn nur noch wenig Zeit vor einer Prüfung verbleibt. – Für das Physikum ist außerdem ein AUXILIUM-Repetitorium der

Entwicklungsgeschichte (Embryologie)

lieferbar. Es hat 148 Textseiten und 131 schematische Abbildungen. Vier Übersichtstabellen gestatten eine schnelle Orientierung.
Informationen zu weiteren Titeln und Bestellmöglichkeiten im Internet unter

www.auxilium-repetitorium.de

Physiologie der Zelle

Die Zellteilungen

Die vielen Zellen aller höheren Tiere und des Menschen leiten sich jeweils von einer befruchteten Eizelle her und sind auf dem Wege zahlreicher Zellteilungen entstanden. Eine völlige „Neuschöpfung" von Zellen gibt es nicht, was VIRCHOW in seinem Leitsatz „Omnis cellula e cellula" ausdrückte. Bei den Zellteilungen sind grundsätzlich 2 Wege zu merken:

1. Mitose oder indirekte Zellteilung
2. Amitose oder direkte Zellteilung

Die Mitose

Mitose

ist die erbgleiche Verteilung des im Zellkern lokalisierten Erbgutes auf zwei neue Tochterzellen. Dabei folgt einer Aufteilung der Kernsubstanz (Karyokinese) die Aufteilung des Zellleibes (Zytokinese).

Die lebenden Zellen befinden sich während der längsten Zeit ihres Lebens in der **Interphase**, d.h. in ihrem Arbeitszustand mit Aufgaben für den Gesamtkörper. Mit Beginn einer Zellteilung vollziehen sich eine Reihe charakteristischer Veränderungen, die schematisch in 4 Phasen unterteilt sind:

1. Prophase

Das Chromatin ordnet sich zu einem Knäuel = **Spirem**, aus dem sich allmählich die fadenförmigen Konturen der einzelnen Chromosomen abheben (griech. mitos = Faden). Der Nukleolus verschwindet, die Kernmembran wird in winzige Bläschen aufgelöst (nur noch elektronenmikroskopisch sichtbar). Die doppelt angelegten Zentriolen (Diplosom, siehe Zellorganellen) trennen sich und wandern jeweils an entgegengesetzte Zellpole. Von ihnen ziehen zu den Zentromeren (Kinetochoren) der Chromosomen Mikrotubuli – **Spindelfasern**. Sie sind durch An- und Abbau von Untereinheiten kontraktil. Die gesamten Spindelfasern eines Zentriols bilden die **Polstrahlung** (Astrosphäre).

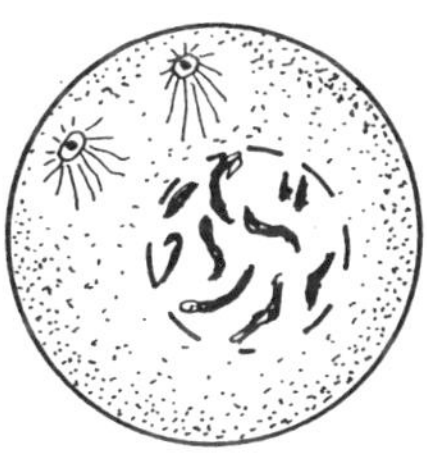

Abb. 18: Prophase

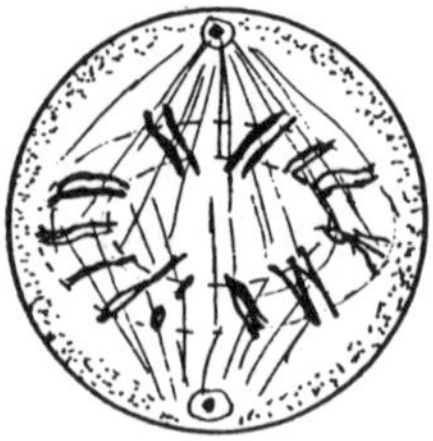

Abb. 19: Metaphase

2. Metaphase

Jedes Chromosom besteht aus zwei Schwesterchromatiden. Die beiden **Chromatiden** werden sichtbar, bleiben aber zunächst noch dicht beieinander. Unter Zug der Spindelfasern ordnen sich alle Chromosomen in der Zellmitte zu einer sternförmigen Figur = **Monaster** (Mutterstern). Ihre Lage wird auch als Teilungsebene oder Äquatorialplatte bezeichnet; sie liegt immer zwischen den beiden Zentriolen.

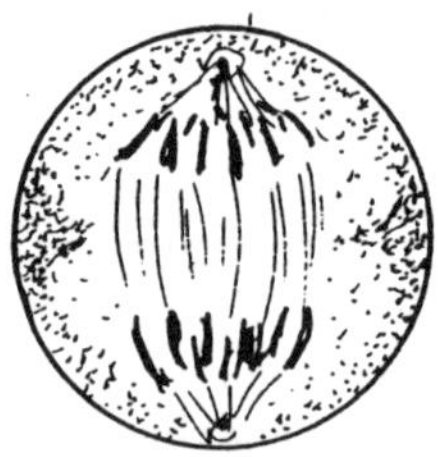

Abb. 20: Anaphase

3. Anaphase

Unter Zug der Spindelfasern rücken die Chromatiden langsam auseinander. Dabei erhält jedes Zentriol eine Spalthälfte (Chromatide) der ursprünglichen Chromosomen (völlige Erbgleichheit !). Das ist selbstverständlich nur möglich, weil die Chromosomen im Bereich des Zentromers gespalten wurden. Beim Auseinanderweichen der Chromatiden sieht man vorübergehend einen Doppelstern = **Diaster** (Tochterstern).

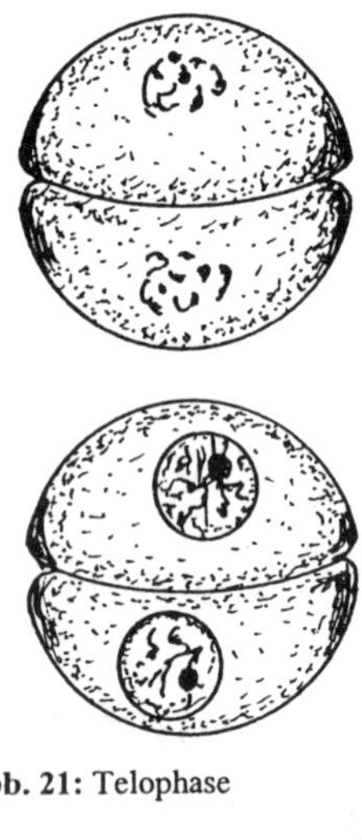

Abb. 21: Telophase

4. Telophase

Die beiden Tochtersterne rücken in die Nähe ihrer Zentriole und werden zunächst wieder zu einem Knäuel zusammengelagert (jetzt aber zwei verschiedene Knäuel = **Dispirem**). Nach Aufbau einer neuen Kernwand wird jedes Spirem zu einem neuen Zellkern.

Vom Anfang der Prophase bis zur Mitte der Telophase stehen Veränderungen des Zellkernes im Vordergrund = **Karyokinese**. In der Telophase dagegen beginnt sich der Zellleib in der Äquatorialplatte durchzuschnüren = **Zytokinese**, und jedem neuen Zellkern wird ein Stück Zytoplasma zugeteilt. Der Zellkern nimmt seine typische Form an, neue Nukleoli treten auf.

In seltenen Fällen bleibt die Zytokinese aus. Es entstehen dann zweikernige Zellen.

Merke: Zusammenfassung der Zellteilungsphasen:

1. Prophase = Chromosomenknäuel (Spirem)
2. Metaphase = Monaster; Chromosomenausrichtung
3. Anaphase = Diaster; Aufteilung der Chromatiden
4. Telophase = Dispirem; Zytoplasmateilung

Anmerkung: Nur für Fleißige !
Eine Mitose kann 30 bis 120 Minuten dauern. Merkwürdigerweise gibt es eine Tagesrhythmik der Mitosen, wobei die Zeiten der üblichen Organarbeitsruhe ausgenutzt werden: Epidermiszellen haben die meisten Teilungen zwischen 0 und 4 Uhr nachts, Leberzellen vormittags. – Der **Mitoseindex** ist die Anzahl der Mitosen unter 1000 Zellen eines Gewebes (Darmepithel 20-40, Skelettmuskulatur < 0,1). – Besondere (auch therapeutische) Bedeutung haben die **Mitosegifte:** einige Farbstoffe (Trypaflavin, Akridine) oder Colchizin, das Gift aus der Pflanze Herbstzeitlose (Colchicum autumnale), das die Polymerisation der Untereinheiten der Spindeltubuli verhindert. Es wird bei der Chromosomenanalyse zur Unterbrechung der Zellteilung in der Metaphase, in der die Chromosomen erkennbar sind, verwendet. – Einige Mitosegifte pflanzlicher Herkunft (Vincristin, Vinblastin) werden als Zytostatika zur Krebstherapie benutzt.

Die Endomitose

Anhang: Sie wird auch *innere, indirekte Teilung* (innere Mitose) genannt. Hierbei werden zwar die Chromosomen wie bei der beschriebenen Mitose in einer Prophase sichtbar, und die beiden Chromatiden werden getrennt, aber die Kernmembran bleibt während dieser ganzen Zeit erhalten, und die Zelle teilt sich nicht ! Im Endergebnis finden sich Zellen mit vielfachen Chromosomensätzen = polyploide Zellen.
Vorkommen: Bei wirbelosen Tieren. Beim Menschen wohl nur krankhaftes Vorkommen in bösartigen Geschwülsten.

Die Amitose

Amitose
ist die einfache, *direkte Durchschnürung* des Zellkernes und Zellleibes, ohne dass eine sichtbare, geordnete Chromosomenverteilung eintritt. Die Tochterkerne und Tochterzellen können erbungleich sein.

Im typischen Fall wird der Zellkern erst länglich und zieht sich dann sanduhrförmig aus (Abb. 22). Der Nukleolus wird durchgeschnürt, anschließend der Zellkern. Es liegen dann zwei neue Zellkerne vor. Es verbleibt *eine* Zelle, die aber *zwei* oder mehrere Kerne hat. Eine Durchschnürung des Zellleibes ist ebenfalls möglich, erfolgt aber nur selten.
Vorkommen: Selten ! Teilweise beim Ersatzwachstum in zerstörten Geweben (Regeneration). Bei bösartigen Geschwülsten. Bei manchen Einzellern (Wimperntierchen).

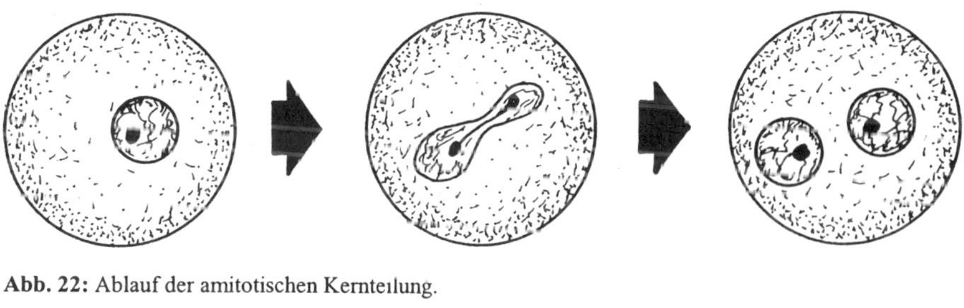

Abb. 22: Ablauf der amitotischen Kernteilung.

Anmerkung:

> **Plasmodien**
> sind vielkernige Riesenzellen, deren Kerne durch amitotische Kernteilung vermehrt wurden.
>
> **Synzytium**
> dagegen nennt man einen Zellverband, bei dem die Membranen zwischen den Zellen aufgelöst wurden (Zellfusion). Es verbleibt eine vielkernige Zytoplasmamasse. (Synzytiotrophoblast der Plazenta, Skelettmuskulatur, Chondroklasten, Osteoklasten und einige unter krankhaften Bedingungen auftretenden Zellformen (Tbc !)).

Merke: Mehrkernige Zellen können entstehen durch Mitose ohne Zytokinese, Amitose (= Plasmodium) oder durch Zellfusion (= Synzytium).

Die beim Menschen auftretenden mehrkernigen Zellen sind heute durch Zellfusion erklärbar, sind also Synzytien.

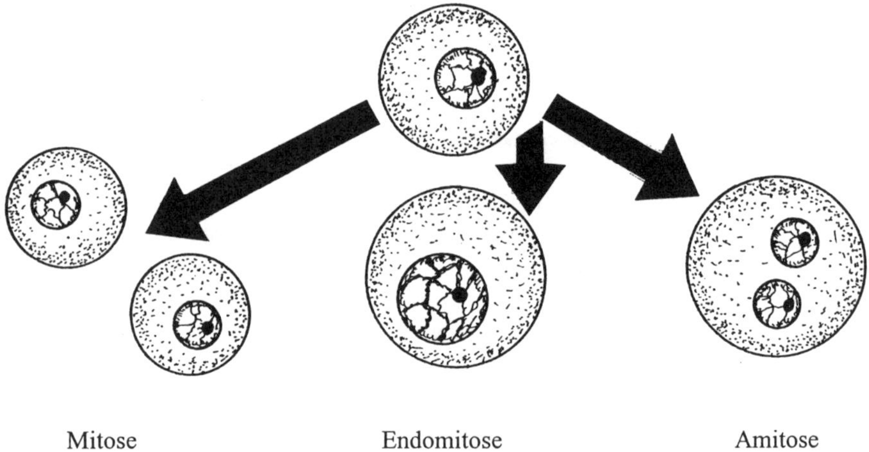

Abb. 23: Vergleichende Übersicht der Teilungen.

Der Intermitose-Zyklus

Zwischen zwei Mitosen liegt die **Interphase**, in der die eigentliche Zellfunktion ausgeübt wird und auch die Replikation (Verdopplung) der bei der Mitose aufgeteilten DNA stattfindet. Man unterscheidet folgende Phasen:

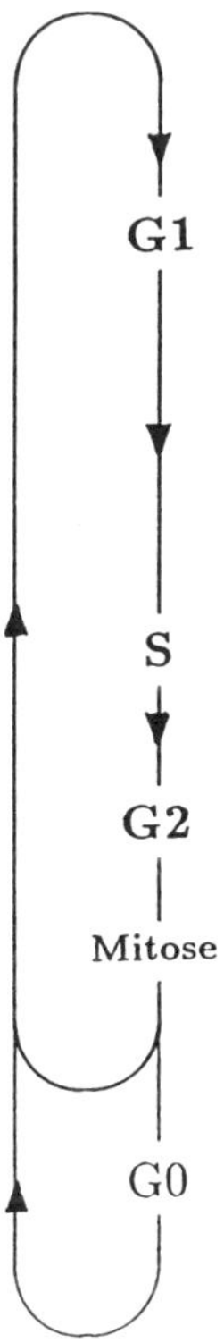

G1 - Phase (engl. Gap = Lücke) oder postmitotische Phase (nach der Mitose). Sie wird auch Wachstumsphase genannt, da hier zelleigene Proteine synthetisiert werden. Eine DNA-Synthese findet in dieser Phase nicht statt. Die Chromosomen liegen entspiralisiert vor, da nur so eine Replikation und Transkription (Bildung der mRNA) möglich ist, und sind nicht sichtbar. (Ausnahme: sog. F-Body, durch Fluoreszensfarbstoffe angefärbtes Y-Chromosom. Bei weiblichen Zellen eines der beiden X-Chromosomen, das nach der sog. LYON - Hypothese auch im Interphasenkern spiralisiert und somit sichtbar ist).

Synthese-Phase. In dieser Phase findet die Replikation der DNA statt (auch Reduplikation genannt). Der DNA-Doppelstrang wird ähnlich wie ein Reißverschluss in zwei Stränge geteilt. An den beiden Einzelsträngen wird jeweils ein neuer Strang synthetisiert, so dass zwei DNA-Doppelstränge entstehen (semikonservative Reduplikation).

G2 - Phase oder Prämitotische Phase. Sie leitet die Mitose ein.

Die Mitose gehört *nicht* zur Interphase. In der Prophase der Mitose spiralisieren sich die Chromosomen und werden sichtbar. An die Mitose schließt sich wieder eine Interphase an (Intermitose - *Zyklus*), meist die G1-Phase.

Einige Zellen gehen nach der Mitose in die **G0-Phase** über, die der G1-Phase gleicht. Hier verbleiben sie für immer unter Verlust der Teilungsfähigkeit (sog. postmitotische Zellen, z.B. Nervenzellen) oder gehen erst nach längerer Ruhe und auf bestimmte Reize in die G1-Phase über.

Merke:
G1 – Phase: Transkription, Proteinsynthese
S – Phase: Replikation der DNA
G2 – Phase: Übergang zur Mitose
G0 – Phase: Ruhephase

Die Verdopplung des genetischen Materials in der S-Phase und die anschließende, erbgleiche Aufteilung in der Mitose garantieren, dass die Chromosomenzahl über Zellgenerationen hinweg konstant bleibt. In seltenen Fällen durchläuft eine Zelle die S-Phase mehrfach. Der Vorgang heißt **Endoreplikation** und führt zu mehrfachen Chromosomensätzen. Eine Vermehrung des Chromosomensatzes im Zellkern (= **Polyploidie**) ist möglich durch:

1. Endoreplikation. *Mehrfache Verdopplung* der Chromosomen (in der S-Phase).
2. Endomitose: *Ausbleiben* der Chromosomen*aufteilung* in der Mitose (s. oben).

Das Wachstum

Für die Erhaltung und die Weiterentwicklung eines Individuums ist das Zellwachstum eine unbedingt notwendige Voraussetzung.

> **Wachstum**
> ist die quantitative Zunahme der zelleigenen Eiweißmasse durch Aufbau (Assimilation) aus Nährstoffen mit Größenzunahme.

Notwendig ist das Wachstum immer nach einer Zellteilung, wenn die Tochterzellen wieder zur Größe der Mutterzelle heranwachsen. Von dem echten müssen wir das scheinbare Wachstum trennen. Es besteht in einer Zellvergrößerung durch vermehrte Wasseraufnahme oder durch Einlagerung paraplasmatischer Substanzen (z.B. Eidotter). Bei Geweben kann ein scheinbares Wachstum auch durch Vermehrung der Zwischenzellsubstanzen oder Grundsubstanzen vorgetäuscht werden.

Merke einige Sonderbegriffe, die nur nebenher mit dem Wachstum zu tun haben:

Regeneration
Ersatz abgestorbener oder verlorengegangener Zellen (Wunden !) durch neue auf dem Wege der Zellteilung. Beispiele: Wundheilung, Ersatz der Blutzellen.

Hyperplasie
Vermehrung der ***Zellzahl*** unter funktioneller Belastung. Beispiel: Verstärkte Blutzellenbildung im Knochenmark (Rote Blutkörperchen bei Sauerstoffmangel z.B. im Gebirge, weiße bei Entzündungen).

Hypertrophie
Vermehrung der ***Zellgröße*** unter funktioneller Belastung. Beispiele:
Herzmuskelhypertrophie bei erhöhtem Kreislaufwiderstand, Muskelhypertrophie bei Sportlern, Uteruswachstum (Schwangerschaft).

Metaplasie
Umwandlung eines Gewebes und veränderte Differenzierung von Zellen durch besondere Reizung, z.B. Umwandlung des Zylinderepithels der Bronchien in Plattenepithel bei starken Rauchern.

Die *Abnahme* bereits vorhandener Gewebe oder Zellverkleinerung heißt **Atrophie**.

Die Bewegungen

Das Zytoplasma einer lebenden Zelle befindet sich in einer ständigen Durchmischungsströmung = *Plasmaströmung*, deren Ursache ein ständiger Wechsel von Sol- und Gelzustand der Zellproteine mit Wechsel des Wassergehaltes ist. Ein gewisser intrazellulärer Stofftransport ist durch diesen Mechanismus möglich. Scharf ist aber hiervon die BROWNsche Molekularbewegung zu trennen, die auch an toten Zellen auftreten kann und der eine zitternde Bewegung der Eiweißmoleküle zugrunde liegt; Ursache ist die Wärmebewegung der Moleküle. – Eine Ortsbewegung im Körper ist auf 3 Arten möglich:

1. Amöboide Bewegung
2. Flimmerbewegung
3. Muskelbewegung

Amöboide Bewegung

Sie ist die Bewegung ganzer Zellen. Die Zelle streckt Zytoplasmafortsätze (**Pseudopodien**) aus und schiebt sich unter fließender Bewegung des Zellleibes durch die Gewebsspalten. Die Bewegung wird vermutlich durch Anteile des Zytoskeletts (Mikro-, Aktinfilamente) emöglicht. Unter **Chemotaxis** versteht man die gerichtete amöboide Bewegung von Zellen in oder gegen die Richtung höherer Konzentration eines „Lockstoffes" (= Mediator).

Vorkommen: Makrophagen (z.B. Histiozyten), Monozyten, Granulozyten. (Außerdem im Tierreich bei Amöben; daher der Name).

Flimmerbewegung

Eine Bewegungsart, die nur mit Hilfe besonderer Zellorganellen, der *Kinozilien* (werden genauer im Kapitel Epithelgewebe, Abschnitt Oberflächenbildung, beschrieben), durchgeführt werden kann. Diese auch als *Flimmerhärchen* bezeichneten Einrichtungen finden sich als dichter Zellüberzug im Flimmerepithel (der Luftwege) oder als einzelne Geißel bei den Spermien.

Vorkommen: Flimmerhaare im Flimmerepithel (und bei den Wimpertierchen = Ziliaten, wie Pantoffeltierchen, Trompetentierchen).
Geißel in Spermien (und bei den einzelligen Flagellaten).

Muskelbewegung

Notwendig sind hierfür besondere *metaplasmatische* Strukturen, die *Myofibrillen*. Sie bestehen aus kontraktilen Eiweißkomplexen (Aktin und Myosin). Beschreibung im Kapitel Muskelgewebe.

Anmerkung: Eine ausführliche Beschreibung der Histophysiologie der Muskelkontraktion und anderer Physiologiethemen steht unter www.auxilium-repetitorium.de in der Rubrik/Service/Extratext zum Download bereit.

Die Stoffaufnahme

Es gibt zwei Wege in das Innere der Zelle. Entweder können Stoffe direkt die Zellmembran durchdringen (Permeation) oder in von der Zellmembran abgeschnürten Vesikeln eingeschleust werden (Endozytose). – Durch die Zellmembran können Stoffe entweder *passiv* gelangen (z.B. durch Osmose oder Diffusion) oder *aktiv*, d.h unter Aufwendung von Stoffwechselenergie, (z.B. mittels Ionenpumpen oder Carrier). Mikroskopisch sichtbar ist nur die Stoffaufnahme durch Vesikel (= Endozytose).

Endozytose
ist die Einschleusung von Stoffen in Membranvesikeln. Der Stoff lagert sich an der Zellmembran an, die sich daraufhin einsenkt und eine Einstülpung bildet, die als Vesikel in das Zellinnere abgeschnürt wird. So gelangt der Stoff zusammen mit einem Stück Zellmembran, das ihn vollständig umgibt, in die Zelle.

Exozytose
nennt man den umgekehrten Vorgang, bei dem ein Stoff in einem Membranvesikel aus der Zelle ausgeschleust wird. Die Membran des Vesikels wird in die Zellmembran eingebaut. Nur der Stoff gelangt nach außen.

Die Aufnahme von Stoffen verschiedenster Art durch Endozytose ist grundsätzlich über 4 Mechanismen möglich:

1. Phagozytose
2. Pinozytose
3. Mikropinozytose
4. Transzytose

Phagozytose

Phagozytose
ist die Aufnahme *grober, ungelöster Partikel* (Fremdkörper, Bakterien, Zellbruchstücke) in besondere Fresszellen (Phagozyten).

Die Phagozyten können die Partikel

1. umfließen, oder
2. mit Zytoplasmaausläufern (Pseudopodien) umgreifen, oder
3. durch Einstülpungen ihres Plasmalemms einschließen.

In allen drei Fällen liegt letztlich im Zytoplasma eine Vakuole = *Phagosom* oder *Zytosom* genannt, die die Fremdpartikel enthält. Oft ist ein intrazellulärer Abbau unter Mithilfe der Lysosomen möglich. Wenn der Abbau unmöglich ist, bleiben die Fremdstoffe gespeichert oder werden zusammen mit der absterbenden Zelle ausgeschieden.

Vorkommen: Zellen des mononukleären Phagozytensystems (MPS), z.B. Monozyten im Blut und Makrophagen (Histiozyten, Sternzellen der Leber u.a.). (vergleiche Kapitel RES in Histologie, 2.Teil !)

Pinozytose

Ursprünglich wurde dieser Begriff für das „Trinken einer Zelle“, d.h. für die Aufnahme feinster Flüssigkeitströpfchen in das Zytoplasma, geprägt. Die moderne Definition geht weiter:

Pinozytose
ist die Aufnahme *gelöster* Substanzen oder reiner Flüssigkeiten an der Zelloberfläche und die Einverleibung in Form *sichtbarer* Vakuolen (lichtmikroskopisch sichtbar !).

Beachte: Die Pinozytose betrifft somit Flüssigkeiten oder *gelöste* Stoffe, die Phagozytose dagegen *feste*, grobe Partikel.

Vorkommen: Prinzipiell an allen Zellen möglich, am stärksten an Darmepithelzellen.

Mikropinozytose

oder auch *Membranvesikulation* genannt, ist die sich im ultramikroskopischen Bereich abspielende Pinozytose. Hierbei bildet das Plasmalemm feinste Einstülpungen, an deren Grund nur im Elektronenmikroskop sichtbare Bläschen (Vesikel oder Mikropinozytosebläschen) abgeschnürt werden. Die Bläschen werden von einem Mantel aus einem besonderen Proteinkomplex (**Clathrin**) umhüllt **(„coated-vesicles“).** Diesen Mantel werfen sie ab, bevor sie sich mit anderen Vesikeln der Zelle vereinigen. Demnach lässt sich zusammenfassend sagen:

Mikropinozytose
oder Membranvesikulation ist ein aktiver Membrantransport von kolloidal oder molekular gelösten Substanzen mittels ultramikroskopischer Bläschen.

Der Vorgang dient hauptsächlich der Zellernährung und kommt deshalb bei allen Zellen vor, besonders stark aber an resorbierenden Zellen, wie Darmepithel oder Nierentubulizellen.

Transzytose

Die Transzytose oder **Zytopempsis** ist eine Kombination von **Endozytose** und **Exozytose**. Es ist ein mit der Mikropinozytose und Pinozytose eng verwandter Vorgang:

Transzytose
oder **Zytopempsis** ist der *aktive*, durch die Zelle hindurch geleitete (transzelluläre) Stofftransport mittels winziger Vakuolen oder Vesikel ohne wesentliche Veränderung der Substanzen.

Es wurde früher häufig diskutiert, wie die Nährstoffe aus der Blutbahn in das Gewebe gelangen können. Ein solcher Weg ist die *Diffusion*, bei der die Stoffe aus Gebieten höherer Konzentration in Gebiete niedrigerer Konzentration (sog. Konzentrationsgefälle = Gradient) wandern. Hierbei verhalten sich die Zellen *passiv*, als Wanderungsweg dienen Interzellularspalten und winzige Zwischenräume zwischen den Zellen (sog. Kittlinien). – Der andere Weg ist der *aktive* Durchschleusungsmechanismus = *Transzytose*, bei dem die Substanzen nicht verändert werden. Transzytose ist in einer Zelle in verschiedener Richtung möglich, z.B. Blutbahn - Gewebe oder umgekehrt, unabhängig von der Konzentration.

Vorkommen: Kapillarendothelzellen.

Eigene Notizen:

DIE GEWEBE

> **Ein Gewebe**
> ist ein Verband gleichartig gebauter Zellen mit gleicher funktioneller Aufgabe und Differenzierung. Es ist ein *Bauanteil* im Gesamtorganismus und Träger einer Teilfunktion.

Einteilungen der Gewebe sind häufig versucht worden; für die praktische Histologie (und auch für die Pathohistologie) hat sich folgende Einteilung bewährt:

4 Grundgewebe:

1. Epithelgewebe
2. Binde- und Stützgewebe
3. Muskelgewebe
4. Nervengewebe

Jede dieser Gewebegruppen hat mehrere Untergruppen, die nachstehend beschrieben werden. Alle Organe des Menschen sind aus mehreren Gewebearten *zusammengesetzt*. Dabei bezeichnet man diejenigen Zellen, die für die spezielle *Organleistung* verantwortlich sind, als *Parenchymzellen*; im Gegensatz dazu stehen die *Stromazellen* (Interstitium), die lediglich die *Ernährung* sowie die Erhaltung der *Organform* sicherstellen.

Alle Gewebe und Organe leiten sich aus den 3 Keimblättern des Embryo ab:

Epithelgewebe:	Ekto-, Ento- und Mesoderm
Stützgewebe:	Mesoderm
Muskelgewebe:	größtenteils Mesoderm, etwas Ektoderm
Nervengewebe:	Ektoderm

Die Entwicklung und Differenzierung der einzelnen Gewebearten aus den Keimblättern heißt **Histogenese**. Einzelheiten über die embryonale Gewebebildung enthält das AUXILIUM-Repetitorium der Entwicklungsgeschichte.

Das Epithelgewebe

Der Name ist dem Griechischen entnommen (epi = auf, thelos = Hülle). Man findet Epithelgewebe überall dort, wo eine *Oberfläche abzudecken* ist; auf der Außenhaut (Epidermis), auf den Schleimhäuten, im Magen-Darm-Kanal, in den Harnwegen. Auch die innere Auskleidung der Gefäße gehört zu den Epithelgeweben, hat aber die gesonderte Benennung als **Endothel**. Unter **Mesothel** versteht man die epitheliale Auskleidung der serösen Höhlen (also das Peritoneum, die Pleura, das Perikard). Nach der Funktion unterteilt man das Epithelgewebe in:

A. Deck- oder Oberflächenepithel	= Schutzfunktion (Protektion), Stoffaustausch
B. Drüsenepithel	= Sekretion
C. Sinnesepithel	= Reizaufnahme

Die Gruppe C. wird im AUXILIUM-Repetitorium der Histologie, 2. Teil (Organe und Systeme) besprochen.

A. Das Deckepithel

Die Merkmale des Deck- oder Oberflächenepithel sind:

1. ein flächenhafter Zellverband,
2. die Lage an einer inneren oder äußeren Körperfläche,
3. Gefäßlosigkeit,
4. Abgrenzung gegenüber anderen Geweben durch eine ***Basalmembran***.

Bei der Einteilung der Deckepithelien lässt man sich von dem Aussehen und der Schichtung der Zellen leiten:

Deckepithel

a) einschichtig	**b) mehrschichtig**
1. Plattenepithel	1. Plattenepithel
2. isoprismatisches Epithel	2. hochprismatisches Epithel
3. hochprismatisches Epithel	3. Übergangsepithel
4. mehrreihiges Epithel	

Die einschichtigen Epithelien

Das Kennzeichen ist die immer nur *einzellige* Lage des Gewebsverbandes im Querschnittsbild.

1. Plattenepithel

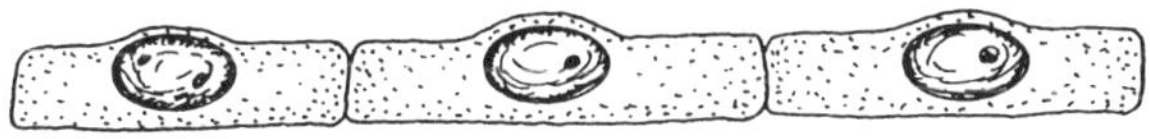

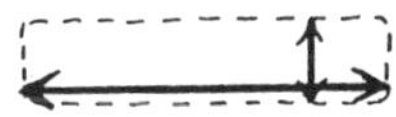

Zelltypus

Abb. 24: Plattenepithel

Das Schema des Zelltypus zeigt die wichtigste Formeigenschaft des einschichtigen Plattenepithels: breit und niedrig. In der Aufsicht sind die Zellen vieleckig verzahnt (sog. polygonale Zellen). Der Zellkern buckelt oft den Zellleib etwas vor.

Vorkommen: Alveolarepithel der Lunge,
Innenseite der Hornhaut des Auges (Korneaendothel),
Endothel der Blut- und Lymphgefäße,
Mesothel des Peritoneums, der Pleura, des Perikards,
der Synovialhaut (Gelenkhöhlenauskleidung).

Eigenschaften: Gut durchlässig für Gase (Lunge) und leicht diffundierende Stoffe (Blutgefäße).

2. Isoprismatisches Epithel

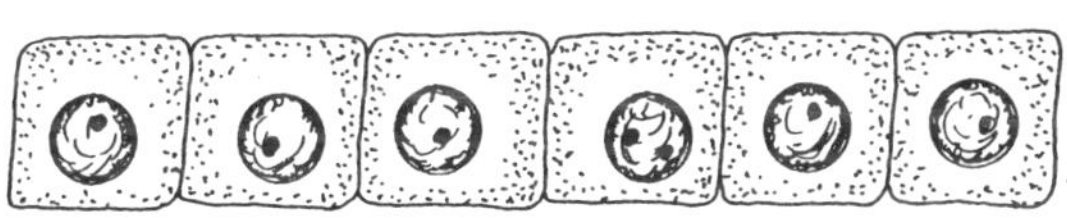

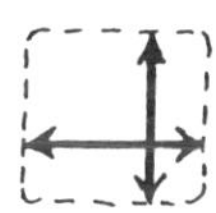

Zelltypus

Abb. 25: Isoprismatisches Epithel

Kennzeichen sind würfelartige Zellen mit *gleichlangen* Zellseiten; deshalb auch **kubisches** Epithel genannt. Zellkerne rund.

Vorkommen: Augenlinsenepithel, kleine Gallengänge, Plexus choroideus der Hirnventrikel (Produktion des „Hirnwassers“ = Liquor cerebrospinalis), sog. Keimepithel der Ovarien, Pigmentepithel der Netzhaut.

3. Hochprismatisches Epithel

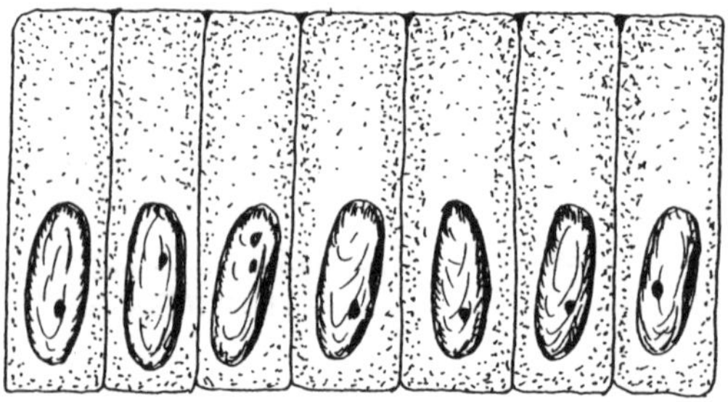

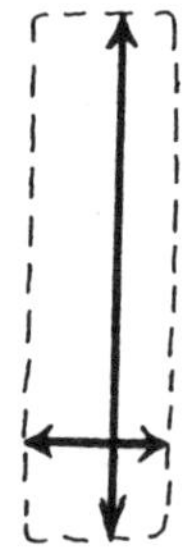

Abb. 26: Hochprismatisches Epithel

Zelltypus

Kennzeichen ist die große Höhe bei geringer Breite. Es heißt auch **zylindrisches** Epithel. Zellkerne länglich-oval.

Vorkommen: Schleimhaut des Magen-Darm-Kanals, Uterus, Gallenblase, einige Drüsenausführungsgänge, Sammelrohre der Nieren.

4. Mehrreihiges Epithel

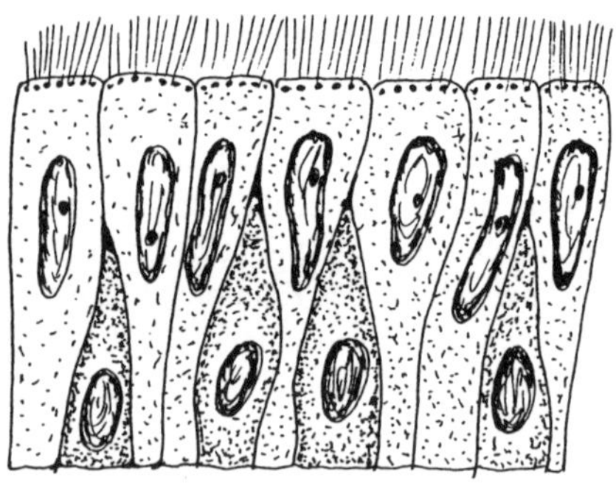

Abb. 27: Mehrreihiges Flimmerepithel

Es handelt sich um einen Sonderfall des Zylinderepithels, wobei zwar alle Zellen auf einer gemeinsamen Basalmembran sitzen, aber nicht alle die Oberfläche erreichen. Dadurch entsteht der Eindruck, dass die Kerne der großen Zellen in einer anderen Höhe stehen als die der kleineren Zellen. Die kleineren Zellen sind teilungsfähig und dienen dem Ersatz der anderen.

Vorkommen: Als Flimmerepithel in den Atemwegen.

Die mehrschichtigen Epithelien

Man findet immer mehrere Zelllagen übereinander; nur die unterste sitzt einer Basalmembran auf. Mehrschichtige Epithelien finden sich an den funktionell stärker beanspruchten Oberflächen.

1. Mehrschichtiges Plattenepithel

Die Bezeichnung Plattenepithel ist für diese Gewebsform nur gewählt worden, weil sich die obersten Zelllagen abplatten. Man spricht hier auch von einem *Pflasterepithel*. Zu trennen sind zwei Typen:

a) unverhorntes Plattenepithel
b) verhorntes Plattenepithel

a) unverhorntes Plattenepithel

Diese Epithelart zeigt 3 Schichten verschiedenen Aussehens, deren Namen in der Abb. 28 erkennbar sind. Die untersten beiden Schichten werden auch zusammen als Keimschicht (Stratum germinativum) bezeichnet.

Abb. 28: Mehrschichtiges unverhorntes Plattenepithel.

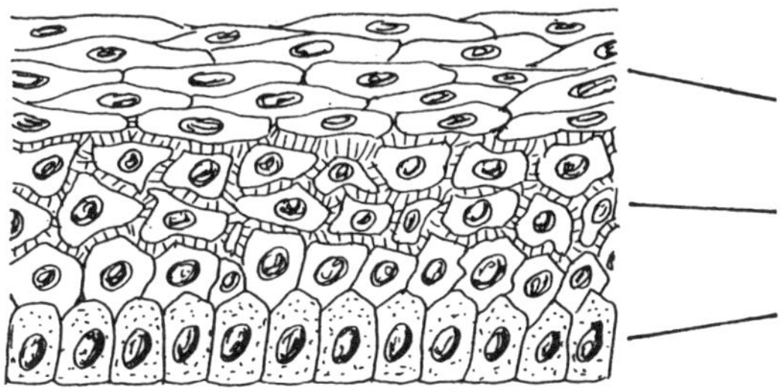

Vorkommen: Lippen, Mundhöhlen, Oesophagus, Anus, Vagina, Glans penis, Hornhautepithel, Conjunctiva bulbi.

b) verhorntes Plattenepithel

Im Grundaufbau ist es dem vorigen Plattenepithel gleich, nur werden in den obersten Zellen des Stratum spinosum zunehmend mehr helle, glänzende, eiweißhaltige Körnchen = **Keratohyalingranula** gebildet. Die zugehörige Zellschicht heißt Stratum granulosum. Die Zellen werden schließlich durch Umwandlung des Keratohyalins in das **Keratin** (Horn) zu Hornschüppchen; sie überziehen als Hornschicht die Epitheloberfläche. Das fertige Epithel zeigt 5 Schichten (Abb 29).

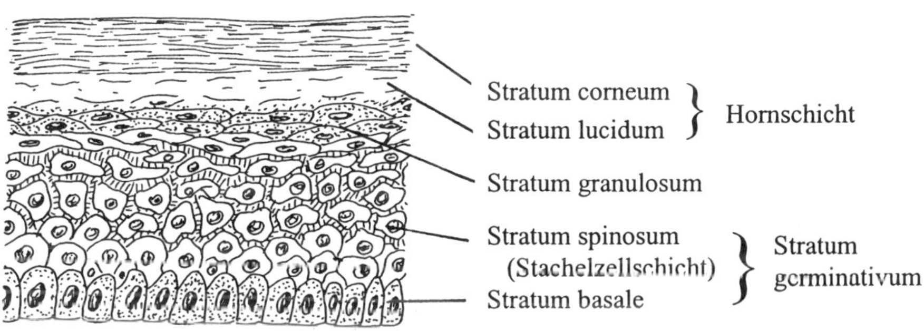

Abb. 29: Mehrschichtiges verhorntes Plattenepithel.

Vorkommen: Gesamte Oberhaut (Epidermis).

2. Mehrschichtiges hochprismatisches Epithel

oder mehrschichtiges Zylinderepithel. Nur die oberste Lage dieses Epithels ist zylindrisch. Die tieferen Schichten sind rundlich und dienen dem Ersatz der oberen Lagen.

Vorkommen:
Große Ausführungsgänge der Speicheldrüsen, männliche Harnröhre (Pars cavernosa), Fornix conjunctivae des Auges.

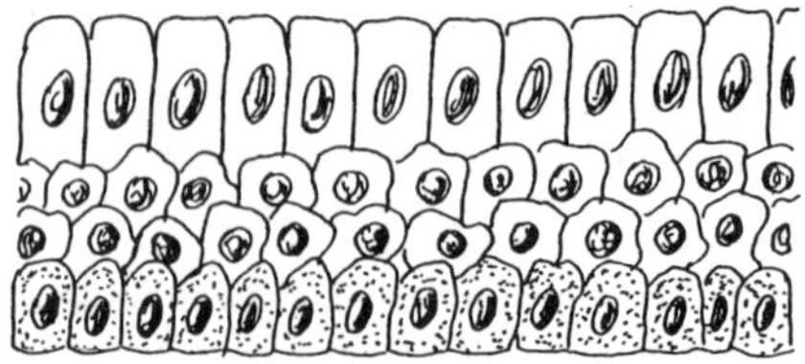

Abb. 30: Mehrschichtiges hochprismatisches Epithel (Zylinderepithel).

3. Übergangsepithel

Kennzeichen: Die oberste Zelllage besteht aus großen, z.T. mehrkernigen *Deckzellen*, darunter folgen mehrere Schichten kleinerer Zellen.

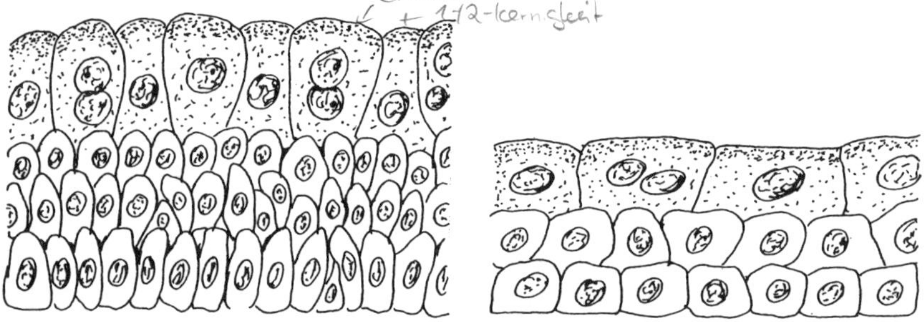

Abb. 31a: ungedehntes **Abb. 31b:** gedehntes

Übergangsepithel

Das Übergangsepithel findet sich in Organen mit erheblichen Volumenschwankungen (Harnwege, deshalb auch **Urothel** genannt); seine Form ist vom jeweiligen Füllungszustand des Organs abhängig. Ungedehnt (= kontrahierte Harnblase) sind die Zellgrenzen durch winzige Fältchen miteinander verzahnt, bei Dehnung (= gefüllte Harnblase) werden die Fältchen ausgeglichen, und das Epithel erscheint abgeflacht. Die Abflachung beruht also *nicht* auf einer Zellverschiebung, sondern auf einem Entfaltungsvorgang !

Vorkommen: Harnwege (Nierenbecken, Nierenkelche, Ureter, Harnblase, z.T. männliche Harnröhre (Pars prostatica)).

Anmerkung: Es war lange Zeit umstritten, ob das Übergangsepithel mehr*schichtig* oder mehr*reihig* sei. Einige Forscher nahmen an, dass alle Zellen über Ausläufer die Basalmembran erreichen (= mehrreihig !), konnten sich aber nicht durchsetzen. Einige Autoren führen das Übergangsepithel vorsichtshalber als eigenen Epitheltyp getrennt auf (und bezeichnen es als mehrschichtig *bis* mehrreihig).

Bauprinzipien des Epithels

Verankerung des Epithels

Alle Epithelzellverbände sitzen mit ihrer Unterseite auf einer

Basalmembran,
auch Grundmembran, Grenzmembran oder Membrana propria genannt. Sie ist ein feines Häutchen aus einer lichtmikroskopisch homogen erscheinenden Substanz. Sie zeigt elektronenmikroskopisch eine zweischichtige Ultrastruktur:

1. **Basallamina**, die aus zwei Schichten besteht:

   Lamina rara, weitgehend strukturlose, dem Epithel zugewandte Schicht. (lat. lamina = Platte, Blatt; rarus = locker, spärlich). Darunter liegt die

   Lamina densa, eine dichte, von feinen Filamenten (Kollagen Typ IV) durchzogene Schicht (lat. densus = dicht). Sie bilden ein Netzgitter, in dessen Maschen die Grundsubstanz (chemisch Proteoglykane und Glykoproteine) eingebettet ist.

2. **Lamina fibroretikularis**
   Dickere Schicht aus kollagenen Fibrillen (Kollagen Typ III), die die Basalmembran in dem darunterliegenden Bindegewebe verankern. Die Bindegewebszellen werden durch **Fibronektin** (Haftprotein) angekoppelt.

Besonders dicke Basalmembranen nennt man *Glashaut* (z.B. die Basalmembran der Hodenkanälchen oder die Grundmembran in den Wurzelscheiden der Haare).

Der Kontakt der Epithelzellen mit der Basalmembran erfolgt durch Haftproteine:

Laminin ist in der Lamina densa verankert, zieht durch die Lamina rara hindurch und bindet an besonderen Rezeptoren der Epithelzellen. – Die Epithelzellen besitzen manchmal sog.

Wurzelfüßchen.
Es sind feine Fortsätze an der Basis der Epithelzellen, die neben einer besseren Verankerung auch einen schnelleren Stofftransport durch Oberflächenvergrößerung mit der Unterlage ermöglichen.

Über die Verbindung der Epithelzellen untereinander sind einige wichtige Einzelheiten zu merken:

Interzellularspalten
nennt man winzige Lücken zwischen zwei benachbarten Epithelzellen. Die Größe der Interzellularspalten schwankt von mikroskopisch nicht sichtbar bis zu deutlich erkennbaren Spalten (z.B. im Stratum spinosum des Plattenepithels, Abb. 29). Diese Spalten werden von

Interzellularbrücken
durchzogen (Abb. 29 und Abb. 33). Früher hielt man diese Brücken für direkte Übergänge zwischen zwei Zellen. Das Elektronenmikroskop hat aber eine andere Struktur aufgedeckt: Die

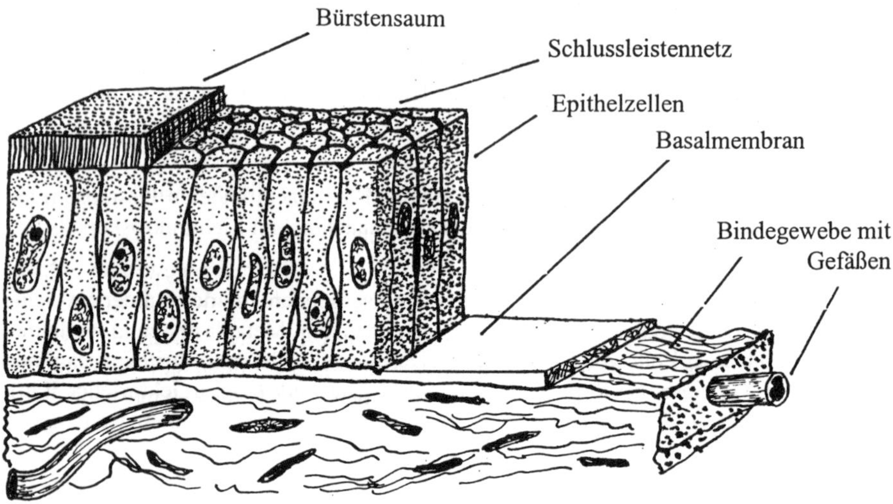

Abb. 32: Verankerung des Epithels (hier Darmepithel) auf der Basalmembran und dem ernährenden Bindegewebe.

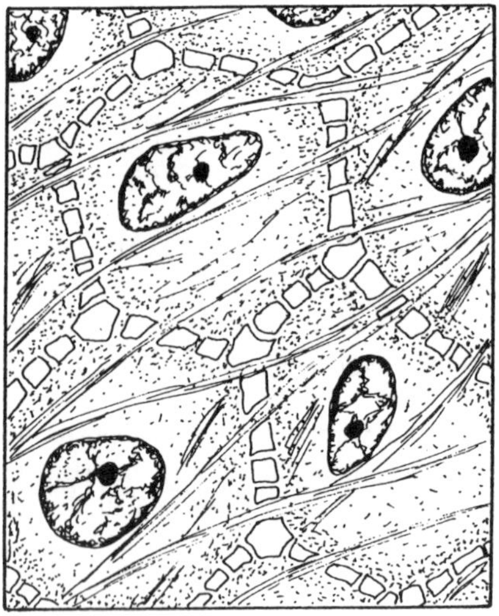

Abb. 33: Tonofibrillen aus der Stachelzellschicht der Epidermis im Lichtmikroskop.

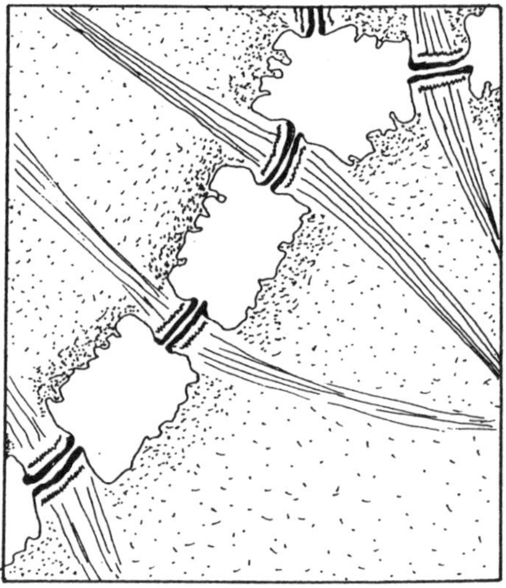

Abb. 34: Ausschnitt aus Abb.33 in elektronenmikroskopischer Darstellung mit Desmosomen und Tonofilamenten.

Desmosomen

bilden mechanische Kontakte zwischen den Zellen. Ihr Feinbau wurde bereits im Kapitel Zelllehre erläutert. Sie liegen entweder auf Vorstülpungen, die man sich als winzige „Warzen“ der Zelloberfläche vorstellen kann, oder in Verzahnungen der Zellmembranen (Interdigitationen). Jedes Desmosom ist Ansatzpunkt feinster Eiweißfäserchen, der

Tonofilamente.

Sie ziehen gebündelt durch die Zelle hindurch zu einem anderen Desmosom auf der Gegenseite der Zelle. Diese Bündel sind manchmal im Lichtmikroskop als

Tonofibrillen (Epithelfasern)

erkennbar und verleihen den Epithelien (insbesondere in der Epidermis) eine gewisse Zugfestigkeit (Abb. 33). Sie gehören zum Metaplasma und verlaufen innerhalb einer Zelle von Desmosom zu Desmosom. Alle Tonofibrillen zusammen wirken wie ein bogenförmig ausgebreitetes Spannwerk (sog. trajektorieller Bau). Die Lücken in den Interzellularspalten zwischen den Desmosomen werden von einer

Kittsubstanz

oder Interzellularsubstanz oder Zwischensubstanz ausgefüllt (sog. extrazelluläre Matrix). Es handelt sich um Proteoglykane und Glykoproteine. Durch die Interzellularspalten und die Kittsubstanz ist ein Stoffaustausch durch Diffusion möglich. Zur Oberfläche des Epithels hin werden die Interzellularspalten durch die

Schlussleisten

abgedichtet (Abb. 32). In der Aufsicht erscheinen die Leisten als ein Schlussleistennetz. Den Feinbau dieser Schlussleisten brauchen nur fleißige Studenten zu wissen:

Das Plasmalemm jeder Epithelzelle ist an der äußeren Spitze kranzförmig verdickt = **Zonula occludens**. Die Zonulae zweier benachbarter Zellen verschmelzen miteinander und dichten den Interzellularspalt zur Oberfläche hin ab. Als

Haftkomplex

bezeichnet man die für einschichtige Epithelien typische Kombination von Zonula occludens, Zonula adhaerens und Desmosomen (vergleiche Abb. 4, Seite 9).

Beachte: Das Epithelgewebe ist *immer* gefäßlos und wird durch Diffusion aus den unterhalb der Basalmembran liegenden gefäßhaltigen Bindegewebe ernährt (Einzige Ausnahme: Stria vascularis im Innenohr). Bei mehrschichtigen Geweben dienen die Interzellularspalten der Diffusionserleichterung.

Oberflächenbildungen

Je nach der funktionellen Aufgabe des Epithels kann die Zelloberfläche mit besonderen Einrichtungen versehen sein:

a) Crusta

Eine Verdichtung des Zytoplasmas unterhalb der Zelloberfläche durch eingelagerte Vesikel, die Proteinkomplexe enthalten, und Filamentbündel. Funktion: Erhöhter chemischer Schutz.

Vorkommen: Übergangsepithel (Urothel: Schutz vor schädigenden Harninhaltsstoffen). Bei Tieren.

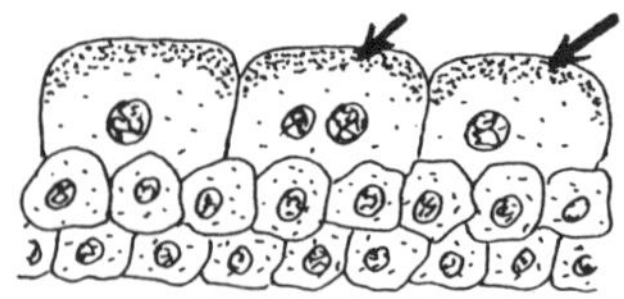

Abb. 35: Crusta

b) Cuticula

Ein fester Überzug auf der Zelloberfläche, der von den Zellen ausgeschieden wurde (besonders häufig bei niederen Tieren, z.B. Muscheln).

Vorkommen: Zahnschmelz, Augenlinsenkapsel.

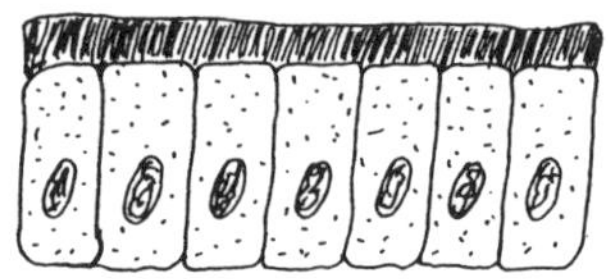

Abb. 36: Cuticula

c) Mikrovilli

Vorstülpungen der Zellmembran, die der Oberflächenvergrößerung dienen. Sie enthalten Enzyme und Bündelchen von Mikrofilamenten. Mikrovilli kommen vereinzelt oder als

d) Bürstensaum

bei resorbierenden Zellen vor. Sie stehen so dicht, dass sie im Lichtmikroskop als ein Saum an der Zelloberfläche erscheinen (nur bei schonender Präparatherstellung nachweisbar).

Vorkommen: Darmepithel, Nierenkanälchen, Plazenta.

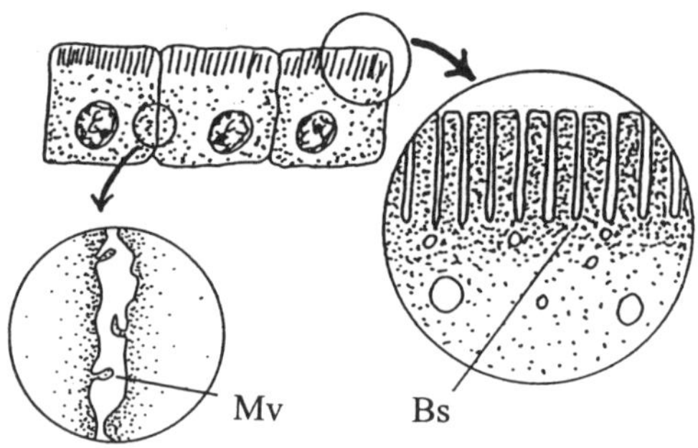

Abb. 37: Mikrovilli (Mv) und Bürstensaum (Bs).

d) Stereozilien

Pinselförmige Büschel von feinen Zytoplasmafortsätzen an der Zelloberfläche. Man vermutet eine Funktion bei der Sekretion; sie sind immer *unbeweglich* ! (griech. stereos = hart, steif)

Vorkommen: Nebenhodengang.

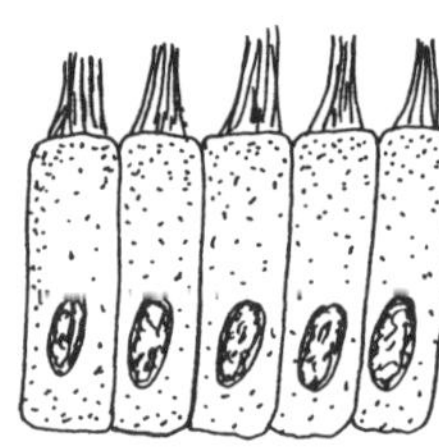

Abb. 38: Stereozilien

e) Kinozilien

oder **Flimmerhaare** sind *bewegliche* Zytoplasmastrukturen an der Zelloberfläche (griech. kinein = bewegen). Sie haben einen typischen Aufbau (Abb. 39):

> Das **Kinetosom** oder Basalkörperchen liegt direkt unter der Zelloberfläche. Da alle Basalkörperchen in einer Ebene liegen, entsteht der Eindruck eines Körnchensaums. Von jedem Kinetosom entspringt eine feine
>
> **Zilie** oder Wimper, die eine peitschende Bewegung auszuführen imstande ist.

Belesene Studenten pflegen an dieser Stelle als „Prüfungsbonbon" auch die Ultrastruktur der Kinozilien anzufügen:

> Jede Zilie besteht aus einem Bündel von Mikrotubuli, wobei in der Peripherie 9 Doppeltubuli und im Zentrum 2 einfache Mikrotubuli liegen (sog. 9×2 + 2 – Regel). Proteine verbinden die Mikrotubuli untereinander. Die Doppeltubuli besitzen kleine Ärmchen aus Dynein (ein Protein), mit denen sie sich beim Zilienschlag gegeneinander verschieben. Nach außen wird die Zilie von einer Zytomembran umhüllt.
>
> Das Basalkörperchen zeigt eine dem Zentriol ähnliche Struktur aus 9 Mikrotubulustripletts (9×3 – Anordnung) und geht direkt in die Zilie über. Gelegentlich ziehen von den Basalkörperchen periodisch quergestreifte Filamentbündel in das Zytoplasma hinein = Wurzelfüßchen. Die Kinozilien aller Tiere und des Menschen zeigen den gleichen grundsätzlichen Aufbau.

Alle Kinozilien eines Gewebes schlagen in koordinierter Bewegung hintereinander, so dass ein Flimmerstrom in einer bestimmten Richtung besteht. Auf diese Weise können kleine Teilchen transportiert werden. Jedes Flimmerhaar beginnt mit seiner Schlagbewegung einen Bruchteil einer Sekunde später als das vorige. Offenbar wird diese zeitliche Ordnung (= **Metachronie**) durch Erregungsvorgänge gesteuert, die das Zytoplasma der Zelle durcheilen. In der Aufsicht sieht ein solches Flimmergewebe wie ein wogendes Getreidefeld oder eine gekräuselte Wasserfläche aus.

Vorkommen: Schleimhaut der oberen Atemwege, Eileiter, Uterusschleimhaut (nur zeitweilig).

Anmerkung: Kinozilien sind in der Tierwelt sehr verbreitet und dienen z.B. den Wimpertierchen (Ziliaten wie Pantoffeltierchen) der Fortbewegung.

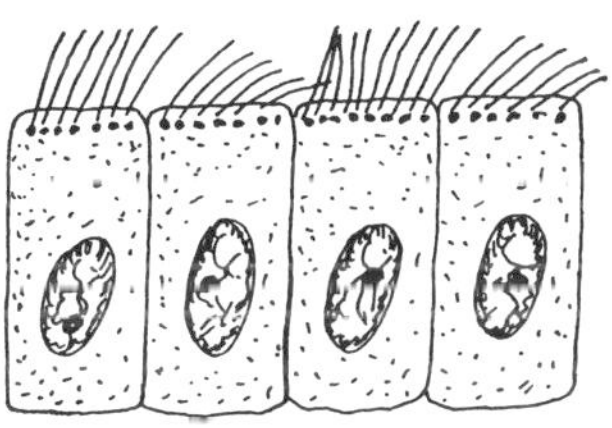

Abb. 39: Kinozilien

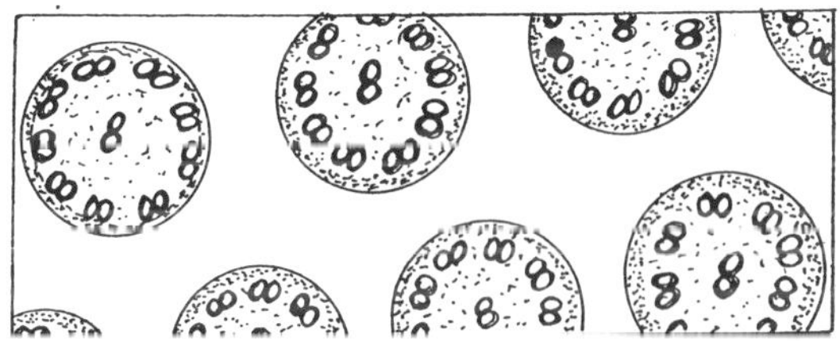

Abb. 40: Ultrastruktur der Zilien

B. Das Drüsenepithel

Die Drüsen sind Organe aus spezialisierten Epithelzellen. Ihre Aufgabe ist die Bereitung eines bestimmten zweckdienlichen Stoffes = Sekret. Man kann die Drüsen nach verschiedenen Gesichtspunkten einteilen; vergleiche deshalb zum folgenden Text das Schema der Tabelle II, Seite 57.

Allgemeines

Nach der Art, wie die Drüsenprodukte in den Körper gelangen, trennt man zwei Hauptgruppen:

I. Exokrine Drüsen

Sie leiten ihre Produkte = **Sekrete** mittels eines Ausführungsganges oder direkt an eine innere oder äußere Oberfläche (exo = außen, krinein = abscheiden).
Beispiele: Tränen-, Speichel- und Verdauungsdrüsen.

II. Endokrine Drüsen

Sie haben *keine* Ausführungsgänge, sondern geben ihre Produkte = **Inkrete** (Hormone) direkt an die Blutbahn ab.
Beispiele: Hypophyse, Schilddrüse, Inselzellsystem des Pankreas, Nebenniere, Epithelkörperchen, Gonaden (Hoden und Ovar), usw. (Ausführliche Beschreibung in AUXILIUM-Histologie, 2. Teil).

In diesem Abschnitt sollen nur die grundsätzlichen Bauweisen der *exokrinen* Drüsen besprochen werden. Nach der *Lage* der Drüse zu den Oberflächen trennt man:

A. endoepitheliale Drüsen
B. exoepitheliale Drüsen

A. Endoepitheliale Drüsen

oder intraepitheliale Drüsen. Die Drüsenzelle selbst sitzt im Epithel (z.B. Darmepithel). Ein typisches Beispiel ist die schleimbildende **Becherzelle** (Abb. 41). In histologischen Präparaten fällt eine Becherzelle durch ihr wabiges oder schaumiges Zytoplasma auf; ihre Form erinnert an ein Kelchglas: Bauchig aufgetriebener Zellleib, der mit einem feinen Stiel auf der Basalmembran sitzt. Der Schleim wird an der Zellspitze ausgestoßen. Er dient als Gleitmittel (Transportschleim) für Nahrungsmittel oder als Schutzmittel gegen chemische Einflüsse.

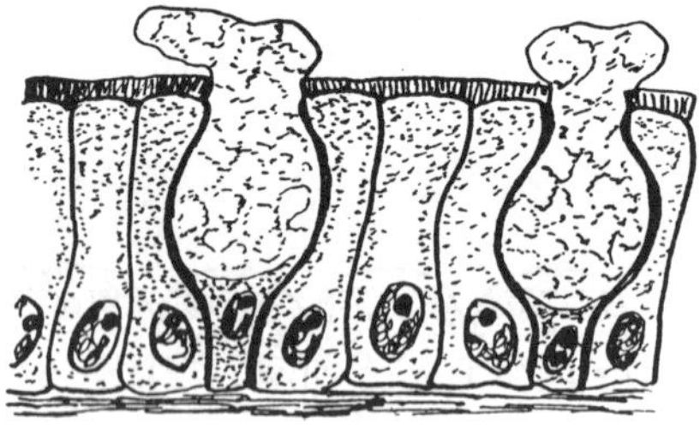

Abb. 41: Becherzellen aus der Darmschleimhaut.

Schleimbildung: Die Synthese beginnt am rauhen endoplasmatischen Retikulum. Im Golgi-Apparat erfolgt Glykosylierung und Bildung der Promuzingranula (Vorsekretkörnchen). Unter Wasseraufnahme quillt das Sekret zum Schleim (Muzin) und wird ausgestoßen.

Vork.: Einzellige endoepitheliale Drüsen als Becherzellen im Dünn- und Dickdarm, Trachea und Bronchien. Mehrzellige Drüsen in der Nasenschleimhaut.

B. Exoepitheliale Drüsen

oder extraepitheliale Drüsen. Es sind durchweg *vielzellige* Organe. Sie haben deshalb im Epithel selbst keinen Platz mehr und wurden in die tieferen Gewebsschichten verlagert. 3 Gruppen lassen sich nach dem *Sekretionsmodus* unterscheiden:

1. Apokrine Drüsen
2. Holokrine Drüsen
3. Merokrine Drüsen

1. Apokrine Drüsen

Das Sekret wird nach der Bildung an der Zellspitze angesammelt und dann *zusammen* mit einem Stück Zytoplasma der *Zellspitze* abgestoßen. Wichtig: Sekret plus Zytoplasmastücke! Die Abb. zeigt den Vorgang im Schema.

Vork.: Milchdrüse (Bildung der Vormilch); Duftdrüsen der Achselhaut.

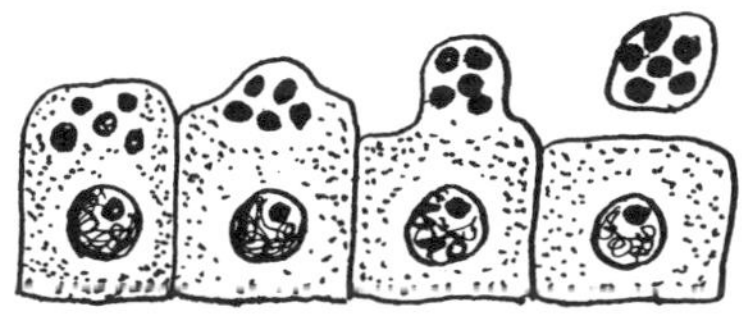

Abb. 42: Apokrine Sekretion

2. Holokrine Drüsen

Die Drüsenzelle sitzt zunächst auf der Basalmembran und teilt sich in viele Tochterzellen. Einzelne Tochterzellen lagern in ihrem Zytoplasma Fettstoffe = **Talg** ein. Langsam werden die Zellen unter zunehmender Verfettung immer weiter von den Mutterzellen entfernt und schließlich mitsamt ihrem Fett ausgeschieden (holos = ganz).

Wichtig: Ganze Zellen plus Inhalt (Fett) !

Vorkommen: Talgdrüsen der Haut.

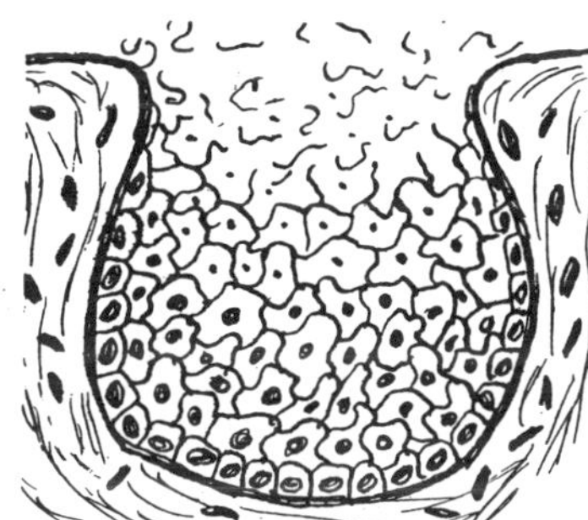

Abb. 43: Holokrine Sekretion

3. Merokrine (ekkrine) Drüsen

Das Sekret wird hier in Form feinster Körnchen (Granula) am RER und Golgi-Apparat synthetisiert und dann in Tröpfchenform an der Zelloberfläche ausgeschieden (= Exozytose). Es wird hier also nur ein Teil (meros = Teil) aus der Zelle abgegeben.

Vorkommen: Alle serösen, mukösen und gemischten Drüsen.

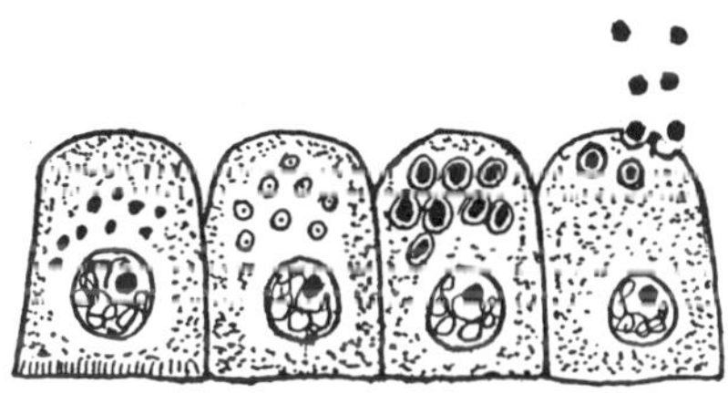

Abb. 44: Merokrine Sekretion

Unter den Drüsen vom merokrinen (ekkrinen) Sekretionstyp sollte man sich die histologischen Merkmale drei verschiedener Drüsenarten merken:

a) seröse Drüsen
b) muköse Drüsen
c) gemischte Drüsen

a) Seröse Drüsen

Sie erzeugen ein *dünnflüssiges* und *eiweißreiches* Sekret, das auch verschiedene *Verdauungsenzyme* enthalten kann. Die Sekretbildung erfolgt zunächst im endoplasmatischen Retikulum (das hier besonders gut ausgebildet ist und Ergastoplasma genannt wird). Die Vorstufen werden am Golgi-Apparat zu den Sekretvorstufen (Zymogengranula) gesammelt und bei Bedarf an der Zelloberfläche abgegeben.

Vorkommen:

Parotis, Pankreas, Tränendrüsen
Merkspruch: Papageientränen sind serös.

Erkennungsregeln:

Große, *dunkelgefärbte* Zellen mit immer *runden* Zellkernen an der Zellbasis. Enges Drüsenlumen. Zellgrenzen undeutlich.

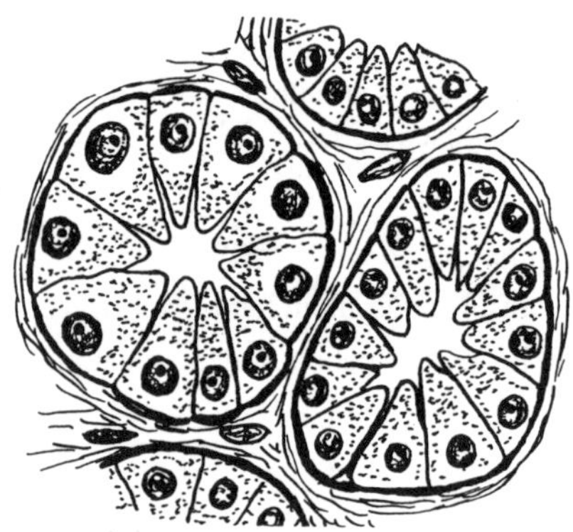

Abb. 45: Seröse Drüsenzellen

b) Muköse Drüsen

Ein *zähflüssiges, schleimiges* Sekret, das vor allem als Transportschleim Verwendung findet. Rein muköse Drüsen sind relativ selten !

Vorkommen:

BRUNNERsche Drüsen des Duodenums, COWPERsche Drüsen an der männlichen Harnröhre, Drüsen der Cervix uteri, des Rachens und der Zungenwurzel (sog. Gleitspeichel).

Erkennungsregeln:

Helle Zellen mit *abgeflachten, randständigen* Kernen und *schaumigem* Zytoplasma. Weite Drüsenlichtung. Deutliche Zellgrenzen.

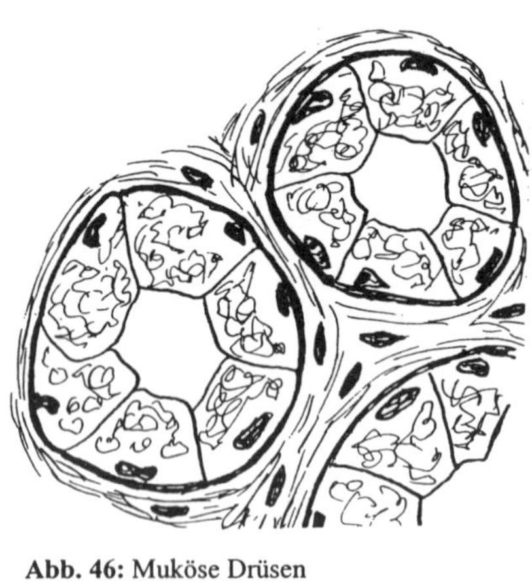

Abb. 46: Muköse Drüsen

c) Gemischte Drüsen

In diesen Drüsen kommen seröse und muköse Drüsenzellen nebeneinander vor. Wenn die Zahl der serösen Zelltypen überwiegt, spricht man von *sero-mukösen*, umgekehrt von *muko-serösen* Drüsen. – Eine besondere Erscheinung bei den gemischten Drüsen sind die GIANUZZIschen oder v. EBNERschen Halbmonde (siehe Abb. 47). Dieses eigenartige Bild entsteht, weil das Endstück einer Drüse aus serösen Zellen besteht, an die sich muköse anschließen. Auf Tangentialschnitten (Abb. 47) liegen dann die serösen halbmondförmig neben den mukösen Zellen.

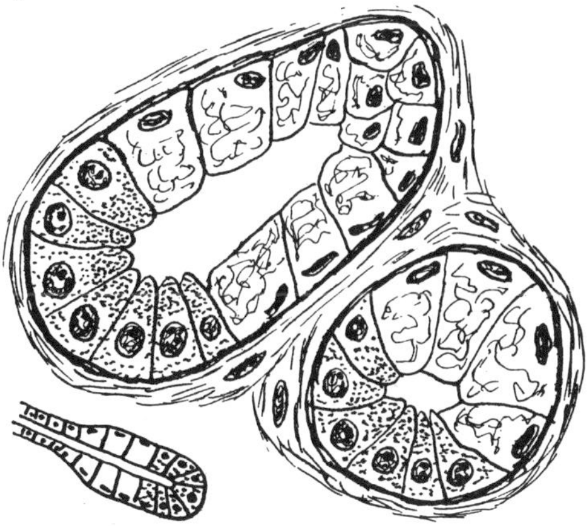

Abb. 47: Gemischte Drüse

Vorkommen: Sero-mukös = Glandula submandibularis.
Muko-serös = Glandula sublingualis, Mundschleimhaut, Atemwege.

Erkennungsregeln: Halbmonde ! Seröse (dunkle) Zellen neben hellen, schaumigen (mukösen) Zellen.

Aufbau der Drüsen

Die eigentlichen Drüsenzellen werden zusammen als *Endstück* bezeichnet, weil sie am Ende des Drüsenausführungsgangsystems *Drüsenbaum* sitzen. Wenn man die Sekretabgabe verfolgt, so ergibt sich folgender Weg:

Drüsenendstück
    Seröse, muköse oder gemischte Drüsenzellen.

Schaltstücke (niedriges Epithel)
    nehmen das Sekret aus den Endstücken auf und leiten es in die

Sekretrohre oder Streifenstücke (aus Zylinderepithel),
    deren typisches Aussehen auf einer feinen Streifung des Zytoplasma beruht. Zahlreiche Sekretrohre sammeln sich zu den

Nebenausführungsgängen,
    die in den

Hauptausführungsgang
    einmünden. Das Sekret wird dann auf eine

Epitheloberfläche,
    z.B. Darmschleimhaut oder Mundschleimhaut, ausgeschieden.

Manche Drüsen (Parotis) besitzen an der Basis der Drüsenzellen die sog. **Korbzellen** oder **Myoepithelzellen**. Es handelt sich um umgewandelte Epithelzellen, die über kontraktile Fasern (Myofibrillen) verfügen und wahrscheinlich durch Zusammenziehung ein Auspressen des Sekretes bei hohem Bedarf bewirken können.

Umhüllt werden die Drüsen von Bindegewebe, dem **Interstitium** oder **Stroma**, das die ernährenden Blutgefäße und die reizübermittelnden Nerven enthält. Das Bindegewebe berührt nicht direkt die Drüsenzellen, sondern wird durch eine Grenzmembran (auch Basalmembran oder Membrana propria genannt) abgegrenzt.

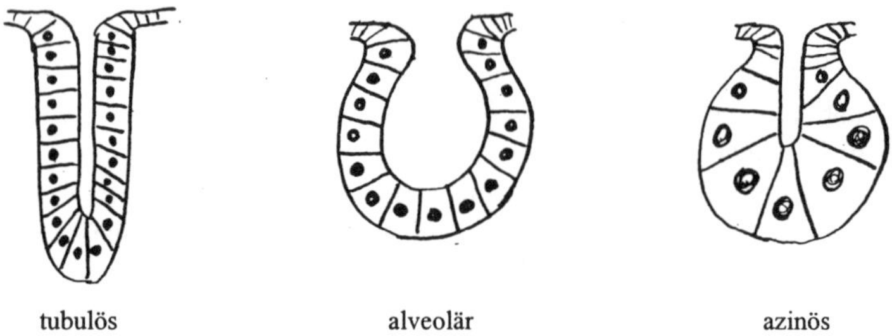

Abb. 48: Grundformen der Drüsenendstücke

Das sind die wichtigsten Grundformen. Selbstverständlich kommen sie nicht nur einfach, sondern auch verzweigt oder knäuelförmig gewunden vor. Ebenso gibt es Kombinationen, wie tubolo-alveolär oder tubolo-azinös.

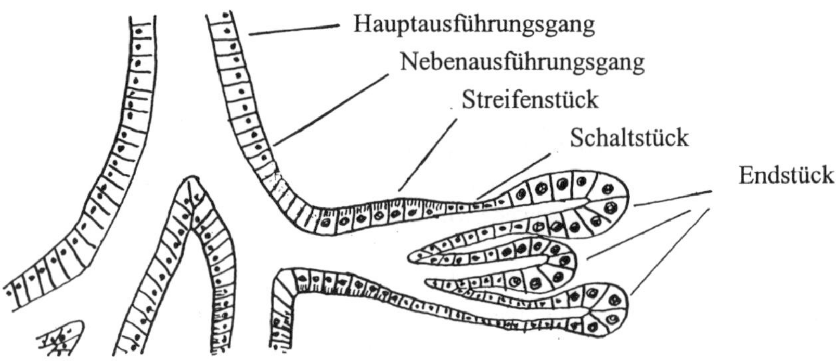

Abb. 49: Gliederung einer Drüse

Anhang

Die Brustdrüse

Die Brust- oder Milchdrüse (griech. mastos, lat. mamma; Glandula mammaria) ist ein aus 15-20 tubolo-alveolären Drüsen zusammengesetztes Organ des Menschen und der Säugetiere (Mammalia !). Entwicklungsgeschichtlich leitet sich die Drüse von Hautschweißdrüsen im Bereich der sog. Milchleiste ab (vergleiche AUXILIUM-Repetitorium der Entwicklungsgeschichte). Die Histologie dieses Organs wechselt mit dem Funktionszustand:

a) Kindliche Brustdrüse

Zwischen Geburt und Pubertät. An der Brustwarze beginnen die Drüsenausführungsgänge (Ductus excretorius) und ziehen in die Tiefe. Sie zweigen sich in die z.T. noch ohne Lumen angelegten Milchsäckchen (Sinus lactiferi) auf. Jeder Milchgang zweigt sich wiederum in wenig entwickelte Endaufzweigungen auf. Die Drüsenschläuche werden von festem Bindegewebe umhüllt.

b) Ruhende Brustdrüse (Mamma virgo)

Zwischen Pubertät und Schwangerschaft. Die Brustdrüse ist jetzt funktionsbereit und besteht aus 15-20 Drüsenläppchen (Lobuli), die aus folgenden Teilen besteht:

1. Ausführungsgang (Ductus excretorius)
2. Milchsäckchen (Sinus lactiferi)
3. Milchgänge (Ductus lactiferi), die sich in
4. Drüsenendstücke (knospenartige Aufzweigungen der Milchgänge) aufteilen. Die Endstücke sind noch nicht zu Alveolen umgewandelt, sondern bestehen aus Zellhaufen (sog. Proliferationsknospen).

Das ganze Gangsystem eines Drüsenläppchens wird von lockerem Bindegewebe = *Mantelgewebe*, umhüllt, das auch die versorgenden Blutgefäße und Nerven enthält. Die Läppchen mit ihrem Mantelgewebe werden wiederum durch derbes Bindegewebe = *Stroma* zu der Brustdrüse zusammengefasst. Fettgewebe kann in wechselndem Anteil enthalten sein.

c) Sezernierende Brustdrüse (Mamma lactans)

Während Schwangerschaft und Stillperiode. Unter Einwirkung der Östrogene (Follikelhormone) werden die Milchgänge zur Entfaltung gebracht. Zum Ende der Schwangerschaft werden unter dem hohen Gestagenspiegel (Progesteron = Corpus-luteum-Hormon) die vorher ruhenden Proliferationsknospen an den Enden der Milchgänge zum Wachstum gebracht; sie bilden sich zu den eigentlichen Drüsenendstücken um (alveoläre Drüsen). Das Mantelgewebe wird damit größtenteils verdrängt.

Die Milchsekretion

Während der Laktation sind die alveolären Drüsenendstücke mit Zylinderepithelzellen (hochprismatisches Epithel) ausgekleidet. Sie sind besonders reich an *Mitochondrien*, haben einen großen GOLGI-Apparat und ein stark entwickeltes endoplasmatisches Retikulum (sog. Ergastoplasma). Zwei Hauptprodukte sind wichtig:

a) Milchfett: Das Fett wird in Form zahlreicher Vakuolen im Zytoplasma gebildet. Die Vakuolen verschmelzen zu einer einzigen großen Vakuole, die an der Zelloberfläche mit einer Plasmahülle abgeschnürt wird (apokrine Sekretion !) und in die Milchgänge gelangt = *Milchkügelchen*.

b) Milcheiweiß: = Kasein. Die Proteinsynthese erfolgt an den Ribosomen des rauhen endoplasmatischen Retikulums (RER). Nach dem merokrinen Sekretionsmechanismus erfolgt die Abgabe in das Drüsenlumen.

Außer Kasein und Fett finden sich in der Milch noch Milchzucker (Laktose), Salze und Vitamine.

Die Vormilch = Kolostrum

In den letzten Tagen der Schwangerschaft wird die sog. Vormilch gebildet und als erstes an das Neugeborene verfüttert. Im Kolostrum sind: Eiweißtröpfchen, Zellen und Zellbruchstückchen aus dem Drüsengewebe, Kolostrumkörper (Kolostrumkörper sind Granulozyten, die sich durch Phagozytose mit Fetttröpfchen beladen haben).

Erkennungsregeln:

Ruhende Brustdrüse: Sehr viel Bindegewebe, in dem verstreut sternförmige oder schlauchförmige Lumina liegen (Abb. 50). Fettzellen kommen vor.

Laktierende Brustdrüse: Zahlreiche alveoläre Drüsenendstücke, die von derbem Bindegewebe zu Läppchen zusammengefasst werden. Zylinderepithel mit Fettvakuolen (in den meisten Präparaten als optisch leere Löcher zu sehen) und verschieden hohe Zellen.

Aufpassen: Die Brustdrüse kann mit der Prostata verwechselt werden (diese hat aber keine Fettvakuolen; gelegentlich Prostatasteine zu erkennen).

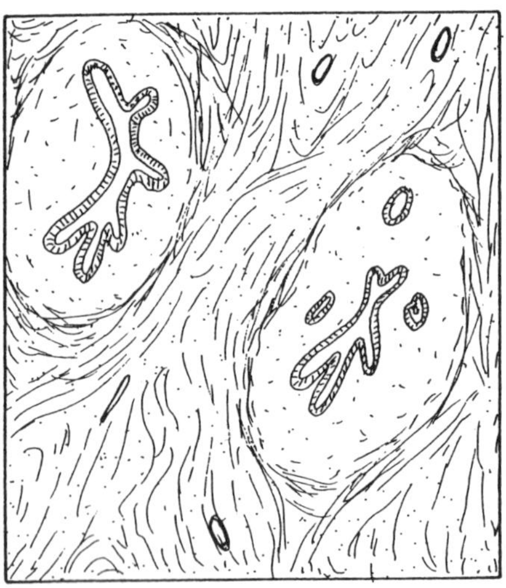

Abb. 50: Ruhende Brustdrüse

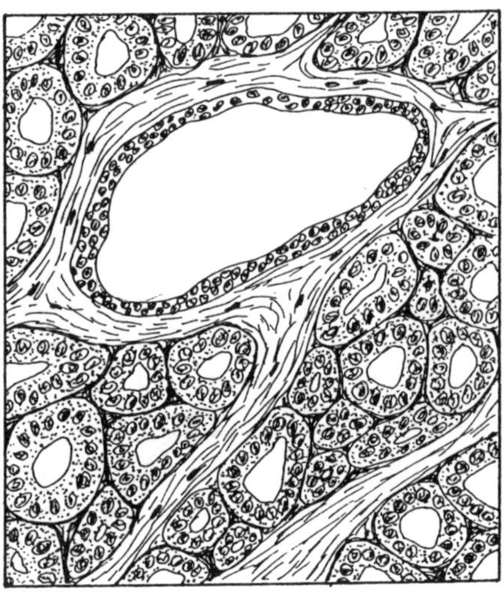

Abb. 51: Laktierende Brustdrüse

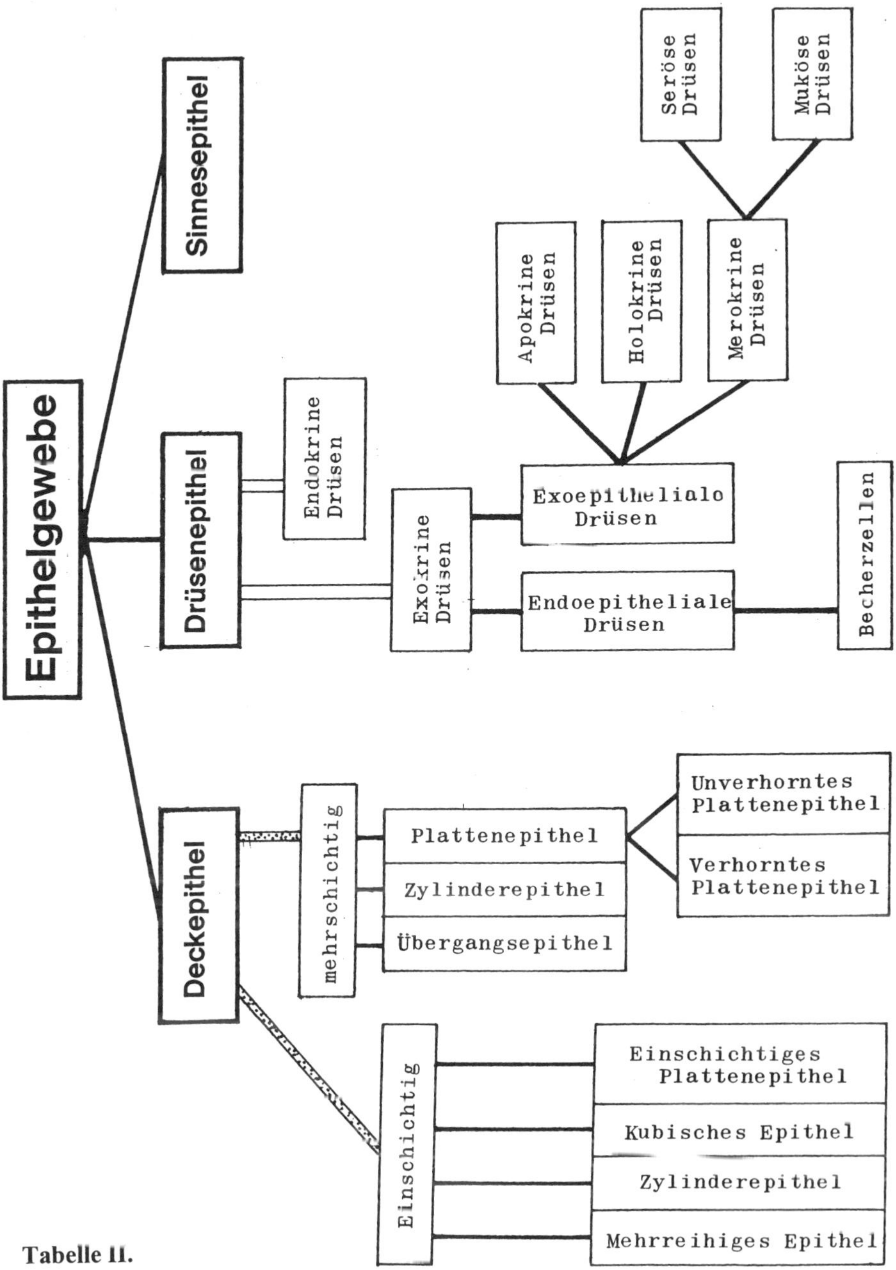
Epithelgewebe
Sinnesepithel
Drüsenepithel
Deckepithel
Endokrine Drüsen
Exokrine Drüsen
Exoepitheliale Drüsen
Endoepitheliale Drüsen
Becherzellen
Apokrine Drüsen
Holokrine Drüsen
Merokrine Drüsen
Seröse Drüsen
Muköse Drüsen
mehrschichtig
Plattenepithel
Zylinderepithel
Übergangsepithel
Unverhorntes Plattenepithel
Verhorntes Plattenepithel
Einschichtig
Einschichtiges Plattenepithel
Kubisches Epithel
Zylinderepithel
Mehrreihiges Epithel

Tabelle II.

Das Binde- und Stützgewebe

Allgemeines

Das Binde- und Stützgewebe ist ein im ganzen Körper weit verbreitetes Gewebe mit verschiedenartigen Aufgaben. Es bildet im Knochen und Knorpel das Stützgerüst für den Körper, es umhüllt als Bindegewebe die Organe und schließt sie zu funktionellen Gruppen zusammen; schließlich bildet es das Grundgerüst (Stroma) der Organe, auf das sich die eigentlichen Organzellen (Parenchym) aufsetzen. Besondere Abkömmlinge des Bindegewebes haben eine außerordentlich große Bedeutung im Dienste der körpereigenen Abwehr von Giften und Bakterien, Wasserhaushalt und Fettspeicherung gehören ebenfalls in den Aufgabenkreis des Bindegewebes. Die Einteilung dieser so wichtigen Gewebsarten weicht von Autor zu Autor etwas ab, so dass es sich für einen vorsichtigen Prüfungskandidaten empfiehlt, die nachfolgende Einteilung auf die ortsüblichen Meinungen des jeweiligen Prüfers abzustimmen. Zum Lernen hat sich aber die nachstehende Einteilung als einfachste Form als günstig erwiesen:

Bindegewebe

1. Mesenchym
2. Gallertiges Bindegewebe
3. Retikuläres Bindegewebe
4. Fettgewebe
5. Faseriges Bindegewebe
    a) lockeres oder interstitielles
    b) dichtes oder geflechtartiges
    c) membranöses
    d) areoläres oder netzartiges
    e) straffes oder parallelfaseriges
    f) elastisches
6. Sehnengewebe

Stützgewebe

1. Knorpel
2. Knochen

Das gesamte Binde- und Stützgewebe ist ein Differenzierungsergebnis aus Zellen, die beim Embryo aus dem 3. Keimblatt, dem **Mesoderm**, ausgewandert sind und **Mesenchymzellen** heißen. Demnach ist das Mensenchym nur embryonal vorhanden und als Mutter- oder Bildungsgewebe (= **Blastem**) für die Binde- und Stützgewebe anzusehen.

Wenn man ein Binde- oder Stützgewebe beschreibt, so muss man auf 2 Hauptbestandteile und deren mengenmäßigen Anteil achten:

1. Die Zellen
    a) fixe (ortsständige) Zellen
    b) freie Zellen

2. Die Interzellularsubstanzen
    a) ungeformt = Grundsubstanz
    b) geformt = Fasern

Die Zellen

a) Fixe Zellen
Sie sind die eigentlichen Bindegewebszellen und steuern den Aufbau der Interzellularsubstanzen. Der Name der jeweiligen Zellart ist bei jedem Gewebe angegeben, z.B.

Fibrozyten (Bindegewebszellen)
Chondrozyten (Knorpelzellen)
Osteozyten (Knochenzellen) usw.

b) Freie Zellen
Sie sind gewissermaßen „Begleitzellen", die in das Gewebe eingewandert sind. Sie finden sich in wechselnder Anzahl in den Gewebsspalten und Maschen der Bindegewebe. Ihre Hauptaufgabe liegt in der Abwehr von Toxinen, Fremdstoffen und Bakterien. Die wichtigsten sind:

Makrophagen (Histiozyten)
Mastzellen
Plasmazellen
Leukozyten (Lymphozyten, Monozyten, Granulozyten)

Beachte: Freie Zellen gibt es nur im Bindegewebe, nicht in den Stützgeweben !

Die freien Zellen des Bindegewebes

Makrophagen

sind sog. „Fresszellen", d.h. sie können relativ grobe Bröckchen (Staub, Ruß, Zelltrümmer, Blutkörperchen) durch *Phagozytose* und gelöste Stoffe durch *Pinozytose* aufnehmen und teilweise abbauen. Im Bindegewebe unterscheidet man:

Ortsständige Makrophagen oder **Histiozyten**
Rundliche bis gelappte Zellen mit leicht bohnenförmigem Zellkern, oft in der Nähe kleiner Blutgefäße. Man spricht auch von „Ruhenden Wanderzellen", weil sie sich bei Aktivierung (Wundheilung, Entzündungen) amöboid fortbewegen können.

Freie Makrophagen
Unregelmäßig geformte Zelle mit rundem, chromatinreichen Kern. Im Zytoplasma zahlreiche Lysosomen und Phagosomen als Ausdruck ihrer ausgeprägten Phagozytosefähigkeit. Sie sind amöboid beweglich und heißen deshalb auch „Wanderzellen".

Makrophagen leiten sich von Monozyten ab, die zu den weißen Blutzellen gehören. Sie reifen im Knochenmark heran, halten sich nur wenige Stunden als Monozyten in der Blutbahn auf und wandern in das Bindegewebe ein, wo sie zu Makrophagen werden.

Mastzellen

Die Mastzellen (Mastozyten) liegen im lockeren Bindegewebe ebenfalls in Gefäßnähe. Sie erhielten ihren Namen von Paul EHRLICH, der ihre zahlreichen Granula im Zytoplasma für Nährstoffpartikel hielt („gemästete Zellen"). Man unterscheidet Bindegewebsmastzellen und Mukosamastzellen, die in der Schleimhaut (Mucosa) vorkommen. Mastzellen leiten sich von Stammzellen im Knochenmark ab. Sie werden mit Hilfe der

Metachromasie

identifiziert. Man versteht hierunter die Eigenschaft, dass sich Zellbestandteile in einer anderen Farbe tönen, als die dem benutzten Farbstoff entsprechende. So färben sich in den Mastzellen große Granula mit dem blauen (!) Toluidinblau rot (!) an, – das Zytoplasma aber blau.

Die Granula der Gewebsmastzellen enthalten große Mengen von **Heparin** (saures Glykosaminoglykan zur Hemmung der Blutgerinnung), deshalb auch als Heparinozyten bezeichnet. **Histamin** (gefäßerweiterndes Mittel; gehört zu den biogenen Aminen aus dem Histidin) ist ebenfalls in großen Mengen in Mastzellen nachgewiesen worden. Die Granula werden bei Stimulierung ausgeschüttet, sog. **Degranulation**.

Funktion:
Beteiligung bei Entzündungen, wobei Histamin die Blutgefäße erweitert. Heparin soll die spontane Blutgerinnung in langsam durchströmten Gefäßen hemmen. Die Mastzelldegranulation ist außerdem Teil der allergischen Reaktion.

Plasmazellen

heißen auch Plasmozyten. Ziemlich große, rundliche bis polygonale (vieleckige) Zellen mit einem typischen Zellkern, der an seiner *exzentrischen Lage* und der *Radspeichenstruktur* seines Chromatins gut zu erkennen ist. Ein stark entwickeltes rauhes endoplasmatisches Retikulum (Proteinsynthese !) gibt dem Zytoplasma eine auffallende Basophilie. In Zellkernnähe liegt oft eine helle Zytoplasmazone = *Zellhof*. Ab und zu findet man kleine, proteinhaltige Vakuolen = RUSSELLsche Körperchen. Die meisten Plasmazellen findet man in der Magen- und Darmschleimhaut, im Knochenmark, seltener im lockeren Bindegewebe.

Die wichtigste Aufgabe der Plasmazellen liegt in der Bildung von Antikörpern (Abwehrstoffen gegen Fremdstoffe verschiedenster Art), die zu der γ-Globulinfraktion des Blutserums gehören. Bei chronischen Infektionen sind unter anderem diese Zellen vermehrt. Plasmazellen entstehen aus B-Lymphozyten.

Merke: Plasmazellen =
1. Basophiles Zytoplasma (RER)
2. Exzentrischer Kern
3. Radspeichenstruktur
4. Zellkernnahe Aufhellungszone
5. RUSSELLsche Körperchen.

Leukozyten

sind weiße Blutkörperchen, die man manchmal als freie Zellen im Bindegewebe trifft und die aus der *Blutbahn* ausgewandert sind. Sie sind mehr oder minder abgerundet und lassen sich leicht mit basischen Farbstoffen nachweisen, weshalb man sie auch als **basophile Rundzellen** bezeichnet hat. Zu merken sind als gelegentlich vorkommend:

Lymphozyten (besonders bei subakuten und chronischen Entzündungen)
Monozyten (ebenfalls bei Entzündungen)
Granulozyten (nur bei eitrigen Entzündungen)

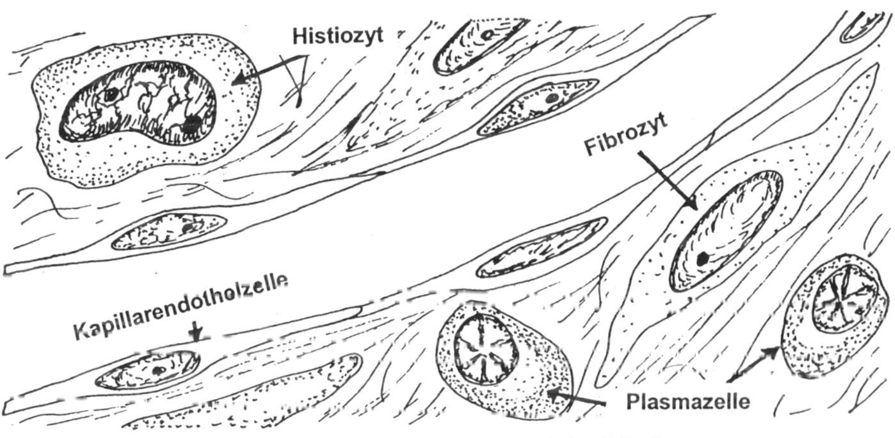

Abb. 52: Blutgefäß im lockeren Bindegewebe mit einigen sog. „freien Zellen".

Die Interzellularsubstanzen

sind tote Substanzen, die von den Zellen ausgeschieden werden, aber für den Körperbau und den Zellzusammenhang sehr wichtig sind. Sie bilden die extrazelluläre Matrix.

a) ungeformte Interzellularsubstanz = Grundsubstanz
b) geformte Interzellularsubstanz = Fasern

Die Grundsubstanz

Innerhalb eines Gewebes scheiden viele Zellen um sich herum eine ungeformte (= amorphe) Substanz aus, die wegen ihrer Strukturlosigkeit *Grundsubstanz* genannt wird. Weil sie überwiegend zwischen den Zellen liegt und deren Zusammenhalt sichert, wird sie auch häufig *Kittsubstanz* genannt. Chemisch besteht sie hauptsächlich aus:

1. Glykoproteinen (großer Protein-, kleiner Kohlenhydratanteil)
2. Proteoglykanen (Kohlenhydrate mit geringem Proteinanteil).

Proteoglykane sind Makromoleküle aus einem langen Proteinfaden (sog. Kernprotein), mit zahlreichen Seitenketten aus **Glykosaminoglykanen**:

> Diese bestehen aus langen Ketten, in denen sich Glukuronsäure und Aminozucker (Glukosamin oder Galaktosamin) abwechseln und zusätzliche Acetyl- und Sulfat-Gruppen tragen. Die drei wichtigsten derartigen Glykosaminoglykane sind:
>
> Chondroitinsulfat, Keratansulfat und Hyaluronsäure.

Die Proteoglykane sind zu Aggregaten verbunden, deren Bau man sich am besten durch Anfertigung einer einfachen Skizze verdeutlicht (Abb. 53): An eine lange Kette aus Hyaluronsäuremolekülen (HS) sind seitlich Proteoglykane (PG) angeheftet. Die Proteoglykane bestehen jeweils aus einem Kernprotein (KP) mit zahlreichen Glykosaminoglykanen (GAG) als Seitenketten; darunter Chondroitinsulfat (CS) und Keratansulfat (KS). Ein Bindeprotein (BP) verstärkt die Anbindung des Kernproteins an die Hyaluronsäurekette. Die Struktur muss man sich dreidimensional vorstellen. Sie ähnelt einer Flaschenbürste.

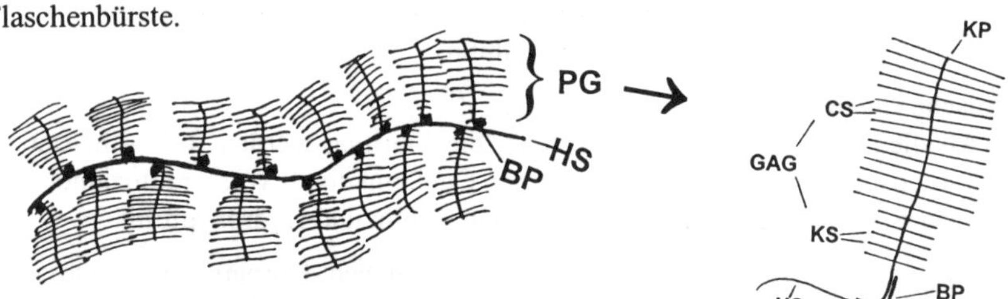

Proteoglykankomplex

Proteoglykan

Abb. 53: Proteoglykane. Grobes Schema. Erläuterungen im Text.

Die Verbreitung der Grundsubstanzen ist außerordentlich stark. Besonders viel ist im Knorpel zu finden, aber auch im Knochen (sog. Osteoid), im Bindegewebe und im Muskel. Sie dient als Einbettungsmittel für die weiter unten beschriebenen Fasern und bildet mit ihnen unter anderem feinste Membranen oder Häutchen (z.B. die Basalmembranen der Epithelgewebe oder Gefäße), sowie die festen Bestandteile der Sehnen und Bänder.

Die Fasern

Die Fasern sind ein sehr wichtiger Baubestandteil des Körpers und ermöglichen erst den Zusammenhalt und die Festigkeit mancher Organe. Nach chemischen, physikalischen und färberischen Gesichtspunkten unterscheidet man schon lange 3 Faserarten:

1. Kollagenfasern
2. Retikuläre Fasern
3. Elastische Fasern

1. Kollagenfasern

Die Kollagenfasern sind die auf Zugkräfte besonders beanspruchbaren Bauelemente des Körpers in Sehnen, Bändern, Gelenkkapseln, Organkapseln, Faszien, sowie im Knorpel und Knochen. Kollagen heißt „leimgebend", weil aus diesen Fasern beim Kochen eine leimartige Masse entsteht (Gelatine oder Glutin). Die Ultrastruktur der Fasern gliedert sich in folgender absteigender Reihe:

Faser (1-10 µm)
Fibrillen (200-400 µm)
Mikrofibrillen (10-100 µm)
Filamente (< 5 µm)
Tropokollagen = Tripelhelix aus drei Polypeptidketten
Aminosäuren und Kohlenhydrate

Der Zusammenhang der Fasersysteme wird durch Quervernetzung erreicht. Im Elektronenmikroskop sind die Mikrofibrillen quergestreift, d.h. es wechseln helle und dunkle Abschnitte im regelmäßigen Abstand als Zeichen parallel angeordneter Moleküle.

Physikalische Eigenschaften:
Hohe Zugbeanspruchbarkeit (bei Überbeanspruchung irreversible Dehnung !)
Geringe Dehnbarkeit. – Anisotrop (doppeltbrechend), verstärkt unter Zug.
Löslich in kochendem Wasser = Leim (Glutin).

Chemische Eigenschaften:
In Alkalien Auflösung der Kittsubstanz; die Fibrillen werden frei. – In starken Säuren Lösung der Fibrillen, in schwachen Quellung durch Wasseraufnahme.
Besonders reich an den Aminosäuren Glycin, Prolin und Hydroxyprolin.

Kollagen macht etwa 1/3 der Proteine des menschlichen Körpers aus. Nach ihrer chemischen Zusammensetzung unterscheidet man mehr als 10 verschieden Typen. Das Vorkommen der wichtigsten Kollagen-Typen ist zu merken:

Typ I: **Knochen**, Dentin (Zahnbein), Sehnen, Faszien, Haut u.a.
Typ II: **Knorpelgewebe** (hyaliner Knorpel), Auge (Glaskörper)
Typ III: **Retikuläre Fasern**
Typ IV: **Basalmembran** (Lamina densa)

Die Faserbildung (Fibrogenese) beginnt mit der Synthese von **Prokollagen** als dem Grundbaustein des Kollagens im rauhen endoplasmatischen Retikulum der faserbildenden Bindegewebszellen = **Fibroblasten**. Das ausgeschleuste Prokollagen wird außerhalb der Zelle durch Abtrennung der Endstücke in **Tropokollagen** umgewandelt und zu Mikrofibrillen kondensiert. Unter Einwirkung der Zugspannungen auf das Gewebe erfolgt *Aggregation* der Mikrofibrillen zu Fibrillen und Fasern. – Beachte: Die Faserbildung ist somit zu einem Teil Sekretions-, zum anderen Teil Aggregationsvorgang.

Merke: Alle Zellen, die eine Stoff- oder Gewebebildung steuern, werden als *...blasten* bezeichnet (griech. blastein = Hervorbringen). So kennen wir

Fibroblasten	= Faserbildende Zellen des Bindegewebes
Chondroblasten	= Knorpelbildner
Osteoblasten	= Knochenbildner usw.

Stellen diese Zellen ihre Gewebsbildung ein, so werden sie zu den ortsansässigen Zellen, den *...zyten*, z.B.

Fibrozyten	= Bindegewebeszellen
Chondrozyten	= Knorpelzellen
Osteozyten	= Knochenzellen usw.

Manche Autoren benutzen statt des Wortes *...blasten* den Begriff *...plasten* (griech. plastein = gestalten).

2. Retikuläre Fasern

Diese Faserart ist im Körper außerordentlich weit verbreitet. Jede **retikuläre Faser (Gitterfaser)** besteht aus einem Bündel kleinster Fäserchen, den Fibrillen. Elektronenmikroskopisch zeigen Sie den gleichen Aufbau wie Kollagenfasern aus Mikrofibrillen mit typischer Querstreifung. Die Fibrillen sind aus **Kollagen Typ III** und teilweise Typ I aufgebaut.

Zur Darstellung von retikulären Fasern im histologischen Präparat macht man sich die **Argyrophilie**, d.h. die leichte Schwärzbarkeit mit Silbersalzen zu Nutzen. Hiervon stammt auch der Name

Silberfasern oder argyrophile Fasern.

Leider handelt es sich nicht um eine spezifische Reaktion (es können auch Neurofibrillen und Gliafasern mit Silber geschwärzt werden).

Die retikulären Fasern findet man im retikulären Bindegewebe, in der Lamina fibroretikularis der Basalmembranen, als Umhüllung von Leber-, Drüsen-, Muskel- und Fettzellen. Hierbei liegt die einzelne Zelle in einem Maschenwerk (retikulum = Gitter) wie eingekaufte Waren in einem Einkaufsnetz. Die Fasern selbst zeigen Verzweigungen, die aber durch Aufgliederung des Fibrillenbündels vorgetäuscht werden.

3. Elastische Fasern

Diese Faserart verhält sich in Aufbau und Eigenschaften wesentlich anders als die beiden vorgenannten. Die Fasern verlaufen verzweigt und bilden Netze. Elektronenmikroskopisch zeigen die Fasern im Querschnitt zwei Anteile:

a) Ein zentraler, ungeformter (amorpher) Anteil aus **Elastin** und
b) ein peripherer Anteil mit Mikrofibrillen aus **Fibrillin**.

Die Elastinfibrillen haben *keine* periodische Querstreifung.

Physikalische Eigenschaften:

Hohe Zugelastizität, über 100 %ige Dehnbarkeit. Abgerissene Elastinfasern rollen sich korkenzieherförmig auf.
Hohes Lichtbrechungsvermögen (sog. „Glasfasern")
Isotrop (einfach lichtbrechend) im ungedehnten, anisotrop im gedehnten Zustand (weil sich unter Zugdehnung die Moleküle parallel ausrichten).

Chemische Eigenschaften:

Schwefelfreie Proteine mit Proteoglykanen.
Unlöslich in kaltem Wasser, Säuren oder Alkalien. Löslich in warmen Laugen.
Abbau durch Pepsin und Elastase.

Elastikafärbung: mit Orcein gelb bis Orange,
mit Resorcinfuchsin in schwarzblau.

Elastische Fasern finden sich in dehnungsbeanspruchten Organen (Gallenblase, Aorta, große Arterien, Lunge), in der Unterhaut, sowie in besonderen elastischen Bändern. Die Elastizität nimmt mit dem Alter ab.

Merke:

Grundsubstanz
Homogene Masse aus Proteoglykanen und Glykoproteinen. Wirkt als Kittsubstanz für Zellen und Fasern.

Kollagenfasern
Zugfest, nicht dehnbar. Fibrillenstruktur. Chemisch Tropokollagen (Polypeptid). Leimgebend. Anisotrop. Alkalilöslich, z.T. säurelöslich.

Retikuläre Fasern
auch Gitter- oder Silberfasern; aus Kollagen Typ III. Netzbildung. Fast um alle Zellen und Gefäße. Anisotrop. Versilberbar.

Elastische Fasern
Zugelastisch, reversibel dehnbar. Verzweigte Fasersysteme. Elastin enthält ein schwefelfreies Protein. Isotrop. Schlecht löslich. Färbung mit Orcein oder Resorcinfuchsin.

Die Bindegewebe

1. Mesenchym

Das Mesenchym ist ein lockeres Füll- und Stammgewebe (Blastem) beim Embryo und entsteht aus den Zellen des Mesoderms. Die sternförmigen Zellen stehen untereinander in Verbindung und bilden ein lockeres Maschenwerk. In den Lücken ist anstelle einer Grundsubstanz noch Gewebsflüssigkeit vorhanden. Ebenso fehlen Fasern. Als freie Zellen können Blutstammzellen vorkommen.

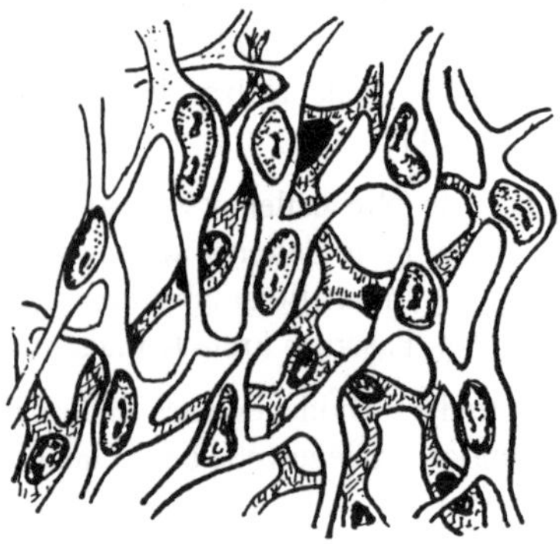

Abb. 54: Mesenchym

Merke:

1. Fixe Zellen = Mesenchymzellen
2. Freie Zellen = manchmal Blutstammzellen
3. Interzellularsubstanz = fehlt (Gewebsflüssigkeit)
4. Fasern = fehlen

Anmerkung:
Im Lichtmikroskop sind zwischen den Fortsätzen der Mesenchymzellen keine Zellgrenzen erkennbar. Man spricht in einem solchen Fall von einem *Synzytium* und versteht darunter ein vielkerniges Gewebe ohne sichtbare Zellgrenzen, das durch Verschmelzung ursprünglich getrennter Zellen entstanden ist (z.B. Sklettmuskelfaser, Synzytiotrophoblast der Plazenta). Im Elektronenmikroskop sind aber doch Zellgrenzen und Zellkontakte (Gap junctions) bei Mesenchymzellen festgestellt worden.

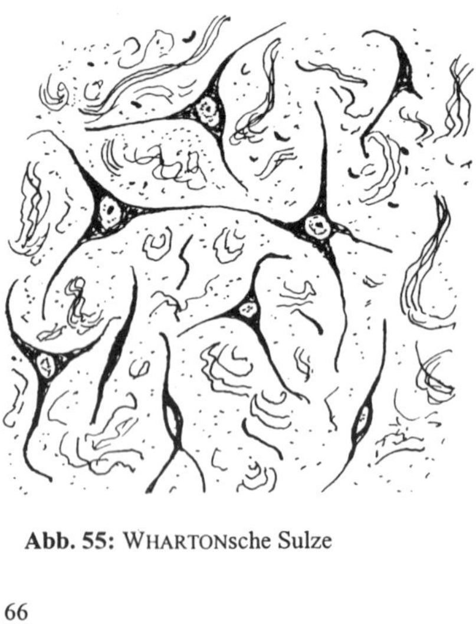

Abb. 55: WHARTONsche Sulze

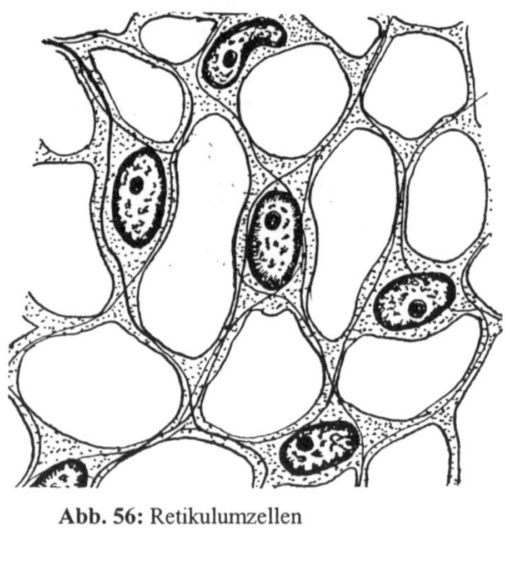

Abb. 56: Retikulumzellen

2. Gallertiges Bindegewebe

In der Nabelschnur des Fetus findet man ein besonderes Gewebe, das dem Mesenchym ähnlich sieht, dessen Maschen aber mit einer schleimig-gallertigen Zwischensubstanz gefüllt sind. Einzelne Kollagenfasern kommen ebenfalls vor. Diese Gewebsart heißt auch WHARTONsche Sulze. Beim Kind und Erwachsenen hat die Zahnpulpa eine ähnliche Struktur.

Merke:
1. Fixe Zellen = Fibrozyten
2. Freie Zellen = selten (nur bei Entzündungen)
3. Interzellularsubstanz = gallertig-sulzig; Schleimsubstanzen
4. Fasern = Freie Kollagenfasern (Zugbeanspruchung !)

Das gallertige Bindegewebe und das Mesenchym werden zusammen auch als **embryonales** Bindegewebe bezeichnet.

3. Retikuläres Bindegewebe

Nach der Bildung eines dreidimensionalen Raumgitterwerkes (Retikulum = Netz) ist dieses Gewebe benannt. Es bildet das Grundgerüst für die lympho-retikulären Organe (Milz, Lymphknoten, Knochenmark), sowie die Lamina propria der Darmschleimhaut. In den Maschen liegt eine flüssige Interzellularsubstanz, die massenhaft freie Zellen aufweist. Festigkeit erhält das Gewebe durch retikuläre Fasern, die den Zellen außen aufliegen. Die Retikulumzellen synthetisieren die Fasern selbst (sog. fibroblastische Retikulumzellen). In anderen Geweben übernehmen Fibroblasten diese Funktion.

Neben den Retikulumzellen, die als Organstroma Stützfunktion besitzen, liegen im retikulären Bindegewebe „Retikulumzellen", die andere wichtige Aufgaben haben:

1. Histiozytäre Retikulumzellen. Es sind phagozytierende Makrophagen, die von Monozyten aus dem Knochenmark abstammen. Sie entsprechen den Histiozyten, die auch in anderen Bindegeweben vorkommen.
   Die histiozytären Retikulumzellen bilden zusammen mit anderen phagozytierenden Zellen das sog. „retikulo-endotheliale System (RES)", das im 2. Teil genauer beschrieben wird. Da die Zellen von Monozyten abstammen, spricht man auch vom sog. „mononukleären-Phagozytensystem (MPS)".

2. Dendritische Zellen. Sie erhielten diesen Namen wegen ihrer bäumchenartigen Ausläufer, mit denen sie Lymphozyten umfassen. Es sind „Hilfszellen" des Immunsystems, die aus dem Knochenmark abstammen.

Beachte: Man darf nicht die beiden Worte „Retikulumzelle / Retikulozyt" verwechseln:

Retikulumzelle = ortsansässige Zelle im retikulären Bindegewebe.

Retikulozyt = Im Blut in einem geringen Prozentsatz vorkommende, jugendliche Form eines roten Blutkörperchens.

Merke: 1. Fixe Zellen = Retikulumzellen
2. Freie Zellen = sehr viele, je nach Organ (z.B. Lymphozyten, Blutzellen).
3. Interzellularsubstanz = flüssig (Gewebslymphe)
4. Fasern = retikuläre Fasern.

Vorkommen: Milz, Lymphknoten, Knochenmark, Darm.

Erkennungsregeln: Maschenwerk, in dessen Lücken viele freie Zellen liegen. Bei Silberfärbung manchmal feinste Netze sichtbar.

4. Fettgewebe

Das Fettgewebe ist eine Abart des retikulären Bindegewebes mit einem hohen Gehalt der paraplasmatischen Substanz **Fett**. Beim Embryo findet man in der Unterhaut und im Bereich der späteren Nierenfettkapsel sog. *Fett-Primitivorgane*. Es sind traubenförmige Gebilde aus retikulärem Bindegewebe mit einem zentralen Blutgefäß. Während der embryonalen Zeit sind diese Primitivorgane zur Blutzellenbildung befähigt, stellen aber bald diese Funktion ein und verfetten zu *Fettgewebsläppchen*. Neben diesem eigentlichen Fettgewebe können auch andere Gewebe oder Organe, z.B. das Knochenmark oder der Thymus, verfetten. Die Bildung von Fettgewebe aus anderen Geweben, insbesondere dem lockeren Bindegewebe, ist umstritten.

Die Fetteinlagerung

In den Zellen treten zunächst feinste Vakuolen von Fett auf (fettbildende Zellen = Adipoblasten), die schließlich zu einer großen Vakuole konfluieren (Fettzelle = Adipozyt oder Lipozyt). Das Zytoplasma wird hierbei so verdrängt, dass es auf einem Schnittbild nur noch als schmaler Saum die Fettvakuole umgibt, wobei der Kern ebenfalls an den Rand gedrückt wird (sog. Sigelringform der Fettzellen, Abb. 57). Gelegentlich enthält selbst der Zellkern einen Fetttropfen, dessen Sitz im Präparat nur noch als feines Loch erkennbar ist (Lochkern). Jede Fettzelle ist von einem feinen Netz aus retikulären Fasern (Retikulinfasern) umhüllt, die der Zelle eine hohe Zerreißfestigkeit bei Druckbelastung sichert. Kollagenfasern verbinden mehrere Fettzellen zu einem Läppchen (Abb. 58). Die paraplasmatische Substanz „Fett“ besteht chemisch aus folgenden Bestandteilen:

1. Neutralfette (Glyzerinfettsäureester der Stearin-, Palmitin- und Oleinsäure)
2. Freie Fettsäuren (meist Ölsäure)
3. Lipoide
4. Lipochrome (Carotine)

Nach dem Lipochromgehalt trennt man zwei Fettarten:

1. Weißes Fett
2. Braunes Fett

Das weiße Fett enthält in der Hauptsache Neutralfett und nur wenige Lipochrome. Das braune Fettgewebe ist dagegen durch einen hohen Lipoid- und Lipochromgehalt ausgezeichnet. Neben der Farbe gibt es noch einen weiteren Unterschied:

Weißes Fett liegt meist als *eine* große Vakuole in der Zelle = univakuoläres Fettgewebe, das braune Fett wird dagegen in zahlreichen kleinen Vakuolen abgelagert = multi- oder plurivakuoläres Fettgewebe (Abb. 59).

Weißes Fett : Unterhaut (beim Menschen durch etwas Carotingehalt immer leicht gelblich). Fast weißes Fett findet sich bei Schafen und Schweinen.

Braunes Fett : Achselhöhle. Nackenfettpolster, Nierenfettkapseln, Begleitfettgewebe der Arteria subclavia, Mesenterien. – Manche Tiere haben am Nacken ein auffällig starkes braunes Fettgewebe, das als „Winterschlafdrüse" bezeichnet wird.

Besonderheit: Die beim Fettsäureabbau freiwerdende Energie kann im braunen Fettgewebe direkt in Wärme umgewandelt werden; sog. „zitterfreie Wärmebildung", da hierzu keine Zitterbewegungen der Muskulatur erforderlich sind.

In den üblichen histologischen Präparaten ist das eigentliche Fett nicht mehr zu sehen, statt dessen sieht man einen Hohlraum = Vakuole mit herausgelöstem Fett (durch die bei der Präparatherstellung benutzen Lösungsmittel Alkohol, Xylol usw.). Sichtbare Fettdarstellung ist nur an Gefrierschnitten mit dem Farbstoff Sudan III oder Scharlachrot möglich.

Bei abgemagerten Menschen werden auch die Fettdepots entspeichert. Die Fettzellen enthalten jetzt als Paraplasma eine schleimig-seröse Substanz = „seröse Fettzellen" (gallertige Atrophie des Fettgewebes). Bei optimaler Ernährung können diese Zellen aber wieder in reguläres Fettgewebe übergeführt werden.

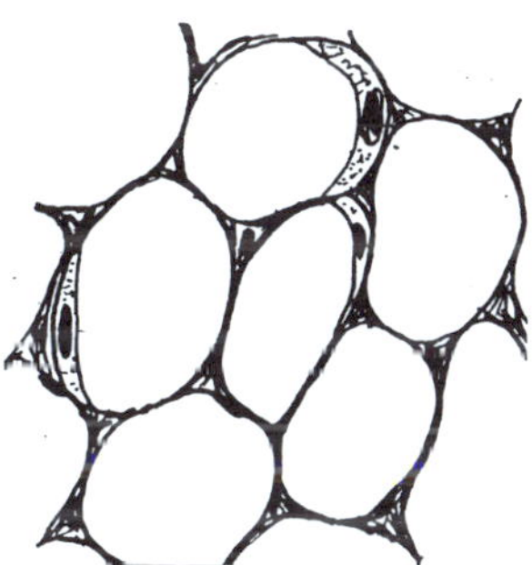

Abb. 57: Siegelringzellen

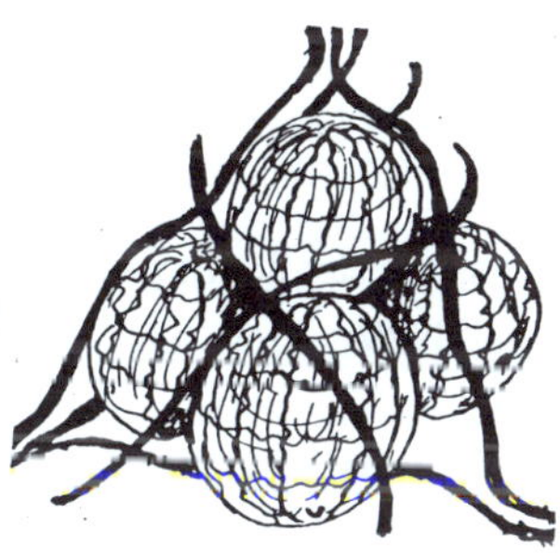

Abb. 58: Fettläppchen mit Retikulinfaserkörbchen

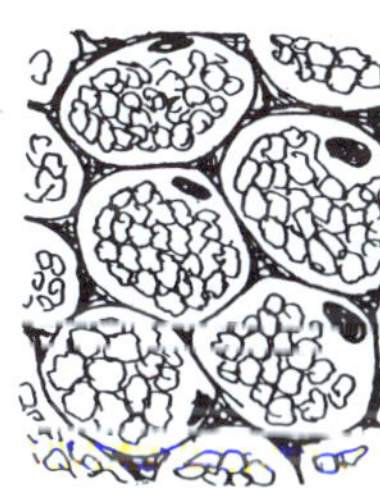

Abb. 59: Plurivakuoläres Fettgewebe

Bedeutung des Fettgewebes:

1. Baufett:
   als druckelastisches Polster, an Verschiebespalten im Gewebe, als Vakatfettgewebe zur Ausfüllung einstmals von Organzellen besetzter Körperregionen.

2. Speicherfett:
   Als Depot für das kalorienreiche Fett zur bedarfsweisen Mobilisierung bei Nahrungsmangel.

3. Wasserhaushalt:
   Fettgewebszellen können durch Quellen und Entquellen erhebliche Wassermengen speichern.

4. Wärmeschutz:
   Fett schützt als schlechter Wärmeleiter den Körper vor plötzlicher Auskühlung. Im braunen Fettgewebe ist eine direkte Wärmebildung möglich („zitterfrei").

5. Gewebsersatz:
   Funktionell nicht mehr aktive Zellen können verfetten (Thymus, Knochenmark). Daneben können Organteile im Alter oder bei besonderen Krankheiten durch Fettgewebe ersetzt werden (z.B. die Pseudohypertrophie des Pankreas im Alter durch Fettgewebe).

Merke: Fixe Zellen = Fettzellen (Adipozyten) mit Paraplasma Fett
Freie Zellen = kommen manchmal vor (Histiozyten)
Interzellularsubstanz = Grundsubstanz
Fasern = Retikulinkörbchen mit Kollagenfasern

Vorkommen: Als Baufett: Nierenfettkapseln (Lageerhaltung der Niere), Fußsohle, Handteller, Augenhöhle (retrobulbärer Fettkörper), Wangenfettpfropf, Gesäßpolster, weibliche Brustdrüse, subepikardiales Fettgewebe des Herzens.

Als Speicherfett: Panniculus adiposus (gesamtes subkutanes Fettgewebe), z.T. Omentum majus.

Erkennungsregeln:
Da in den üblichen Präparaten das Fett herausgelöst ist, sieht man statt dessen charakteristische *große*, fast *kreisrunde* Löcher, die von einem schmalen Saum = Zytoplasma eingefasst sind. Gelegentlich liegt im Randsaum der Zellkern (Siegelringform). Bei Fettfärbungen finden sich in den Zellen große (meist rotgefärbte) Kugeln.

5. Faseriges Bindegewebe

Es wird auch als fibrilläres Bindegewebe bezeichnet. Die Zahl der Faserelemente übertrifft die Zellzahl bei weitem. Nach Menge und Qualität der Fasern sind einige Unterarten dieses Bindegewebes zu unterscheiden:

a) lockeres Bindegewebe

Das lockere Bindegewebe ist sehr weit verbreitet, weil es sich zwischen den Organen, Gefäßen und Nerven ausbreitet und als Füllgewebe den allgemeinen Zusammenhang schafft. Da es die Zwischenräume = Interstitien, ausfüllt, hat es den Namen **interstitielles Bindegewebe** erhalten. Es enthält Bündel kollagener Fasern, die das Gewebe in verschiedenen Richtungen durchziehen. Diese Anordnung ermöglicht eine sehr große Verschieblichkeit der Gewebselemente. Durch elastische Fasern, die sich zwischen den Kollagenbündeln finden, kann immer wieder die Ausgangslage nach einer Dehnung oder Verschiebung eingenommen werden.

Die festen Zellen dieser Gewebsart, die Fibrozyten, liegen vereinzelt zwischen den Fasern und erscheinen im Bilde meist als spindelförmige Gebilde. Der Kern ist oval bis nierenförmig. Man kann sie daran von den auch noch im lockeren Bindegewebe vorkommenden freien Zellen (z.B. Mastzellen, Plasmazellen) unterscheiden. Wird ein Körperteil verletzt, so können die Fibrozyten aus dem Gewebsverband heraustreten und die Wundfläche überziehen. Sie bilden die sogenannten *Narben*, d.h. einen bindegewebigen Ersatz eines Gewebeteiles. Diesen Narben haftet die manchmal unangenehme Eigenschaft an, zu schrumpfen, weil die in der Wunde ebenfalls neugebildeten Fasern durch Wasserentzug schrumpfen.

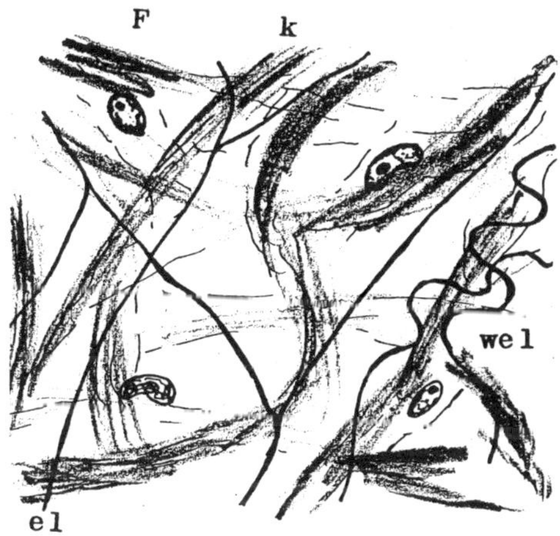

Abb. 60: Lockeres Bindegewebe
F = Fibrozyt, k = kollagene Faserbündel
el = elastische Fasern. Die elastischen Fasern sind manchmal wellig, sofern sie abgerissen sind = wel.

Bedeutung des lockeren Bindegewebes:

Verschiebe- und Füllgewebe zwischen Organen, Nerven und Gefäßen. Wasserspeicher.

Merke:

1. Fixe Zellen = Fibrozyten, vereinzelt liegend
2. Freie Zellen = Histiozyten, Mastzellen, Plasmazellen
3. Interzellularsubstanz = wenig Grundsubstanz, viel Gewebslymphe in den Spalten.
4. Fasern = Bündel kollagener Fibrillen, durch einzelne elastische Fasern gerafft.

Vorkommen:

Als Füllmaterial zwischen einzelnen Muskelbündeln (Endomysium) in der Unterhaut (Subcutis), als Submukosa im Magen-Darm-Kanal, in Begleitung kleinerer Gefäße, usw.

Erkennungsregeln:

Reines lockeres Bindegewebe wird meist als Häutchenpräparat vorgelegt;

(siehe hierzu Abb. 60). Eine aus sich kreuzenden Faserbündeln bestehende Fläche, in der gelegentlich die elastischen Fasern an ihrem einzelnen Vorkommen und ihren Verzweigungen zu erkennen sind. Zellkerne selten. Elastische Fasern auch an ihrem manchmal geschlängelten Verlauf (= abgerissene Fasern) erkennbar.

Vorkommen in Organen lässt sich aus der Erkennung des Organes selbst folgern.

b) dichtes oder geflechtartiges Bindegewebe

In dieser Bindegewebsgruppe überwiegen die Faseranteile den Zellen gegenüber sehr stark. Es handelt sich überwiegend um kollagene Fasern, die zu starken Bündeln zusammengefasst sind und sich in den verschiedensten Richtungen durchflechten. Deshalb sieht man auf den Schnittpräparaten die Bündel auch in verschiedener Sicht: im Querschnitt, im Längsschnitt oder Tangentialschnitt. Außerdem ist deutlich die verschiedene Verlaufsrichtung erkennbar. Spalträume sind nur wenige vorhanden. Neben den festen Fibrozyten findet man nur selten freie Zellen (Histiozyten, Plasmazellen oder Mastzellen).

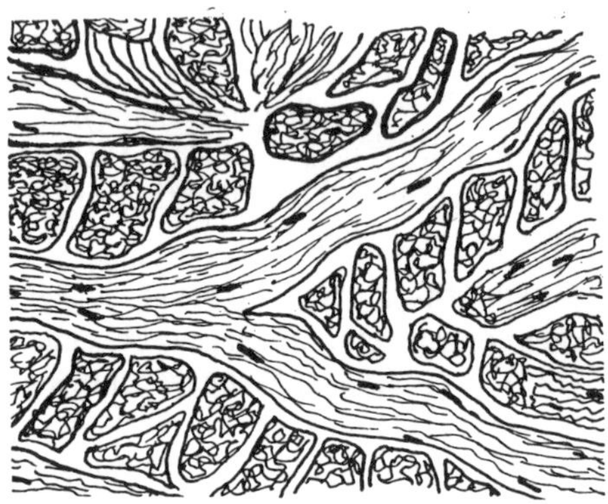

Abb. 61: Dichtes Bindegewebe aus der Sklera des Auges.

Bedeutung des dichten Bindegewebes:

Verwendung an Stellen, die einer hohen Druck- oder Zugbelastung ausgesetzt sind, aber dennoch nachgiebig sein müssen.

Merke:

1. Zellen = wenig Fibrozyten, selten freie Zellen.
2. Grundsubstanz = wenig amorphe Substanz zwischen den Fasern.
3. Fasern = sehr viele, engliegende, sich durchflechtende Kollagenfasern.

Vorkommen:

Lederhaut (Corium), Augapfel (Sklera), harte Hirnhaut (Dura mater).

Erkennungsregeln:

Dicke, homogen erscheinende, längs- und querverlaufende Bündel. Von Fibrozyten nur die abgeflachten Kerne erkennbar.

c) membranöses Bindegewebe

Es handelt sich hierbei nur um eine Abart des dichten Bindegewebes, mit dem Unterschied, dass die Fasern flächig durchflochten sind und deshalb Faserplatten bilden.

Die Kollagenfasern überlagern sich in Schichten, wobei die Faserrichtung kreuzweise wechselt.

Vorkommen: Als bindegewebige Grundlage für die serösen Häute (Peritoneum, Pleura, Pericard).

d) netzförmiges Bindegewebe

Diese Bindegewebsart bildet die Grundlage für die Mesenterien und die Netze (Omentum majus und minus). Zunächst wurden sie als eine einheitliche Bindegewebsplatte angelegt, in der während des Wachstums Spalten und Löcher auftraten. Somit findet man beim Erwachsenen ein Gewebe, das mit seinen weiten Maschen den Namen „Netz" durchaus verdient. Die Netzstränge werden durch dichte Kollagenfaserzüge gebildet, die von vereinzelten Fibrozyten begleitet werden. In den Maschen finden sich sehr oft freie Zellen, besonders Histiozyten, die sogar in größeren Ansammlungen auftreten und dann als „Milchflecken" bezeichnet werden. Außerdem sind zahlreiche Fettzellen anzutreffen.

Vorkommen: Omentum majus, omentum minus, Mesenterien.

Erkennungsregeln: Netzgewebe mit zahlreichen Fettzellen entlang kleiner Blutgefäße und Kapillaren.

e) straffes Bindegewebe

An den Stellen, wo hohe Ansprüche an die Widerstandskraft des Gewebes gegen Dehnung und Zug gestellt werden, findet man straffes Bindegewebe. Entsprechend dieser Aufgabe überwiegen auch hier die Fasern, besonders die kollagenen. Freie Zellen sind besonders selten.

Vorkommen: Bänder, Faszien; Perineurium (Nervenhülle), Peritendineum (Sehnenhülle), Perimysium (Muskelhülle); Organkapseln.

Erkennungsregeln: Nur durch gemeinsames Vorkommen mit bestimmten anderen Geweben oder Organen zu erschließen.

f) elastisches Bindegewebe

Bei dieser Gewebeart ist nur die Faserqualität gegenüber den bisher beschriebenen verändert, d.h. es überwiegen die elastischen Anteile. Die wichtige Eigenschaft des Elastins, sich dehnen zu lassen und nach Aufhören der Zugkraft in die Ausgangsstellung zurückzukehren, bestimmt auch die Verwendung der elastischen Gewebe im Körper. Neben Elastin kommen aber auch reichlich kollagene Fasern vor.

Erkennungsregeln:

Lig. nuchae (Nackenband, besonders gut bei Wiederkäuern), Ligg. intercrcualia (oder flava) der Wirbelsäule, Stimmbänder des Kehlkopfes.

Besonders wichtig ist das Vorkommen in mehreren Schichten von elastischen Lamellen, die wegen ihrer Durchlöcherung Membranae fenestratae heißen und in der Aortenwand als Elastica interna und externa zu finden sind (siehe 2. Teil, Gefäße).

6.Sehnengewebe

Einige Autoren rechnen das Sehnengewebe zum eigentlichen parallelfaserigen Bindegewebe, andere dagegen sehen hierin ein besonderes, geformtes Stützgewebe. Sehnen dienen der Übertragung von Muskelkräften auf die Ansatzpunkte. Die hierfür notwendige Zugbelastbarkeit wird durch Kollagenfasern gesichert. Der grundsätzliche Aufbau ist:

Eine Sehne: 1. Sehnenzellen (Flügelzellen)
2. Sehnenfasern = Kollagenfasern + Kittsubstanz.

Die Sehnenfasern liegen parallel ausgerichtet in einer Sehne. Zwischen ihnen liegen die Sehnenzellen, die aus Platzgründen eine eigenartige Form angenommen haben = Flügelzellen (Abb. 64). Es sind aber lediglich besonders gestaltete Fibrozyten ! Auf einem Sehnenquerschnitt sehen die Flügelzellen sternförmig aus und stehen über feine Fortsätze miteinander in Verbindung. Außerdem erkennt man auf einem Querschnitt auch die Gliederung einer Sehne (Abb. 62 und 63):

Primärbündel
: bestehen aus mehreren *Sehnenfasern* und den zugehörigen *Sehnenzellen.* Lockeres Bindegewebe hält diese Bündel zusammen.

Sekundärbündel
: fassen wiederum zahlreiche Primärbündel durch Bindegewebe (hier Peritendineum internum genannt) zusammen.

Sehne
: ist die Summe aller Primär- und Sekundärbündel. Durch Bindegewebe = Peritendineum externum werden alle Bündel zusammengefasst.

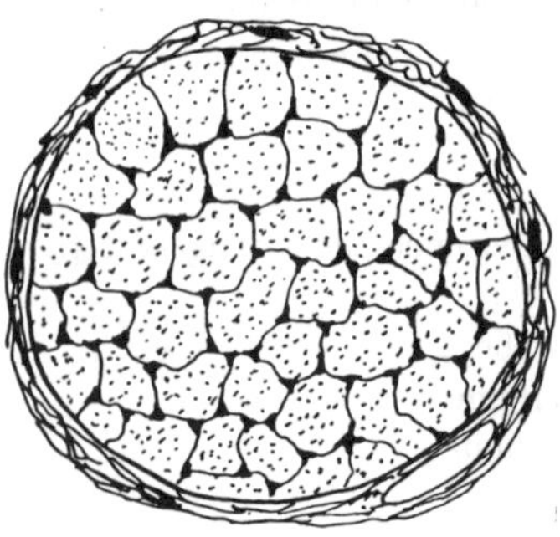

Abb. 62: Primärbündel und Flügelzellen im Querschnitt.

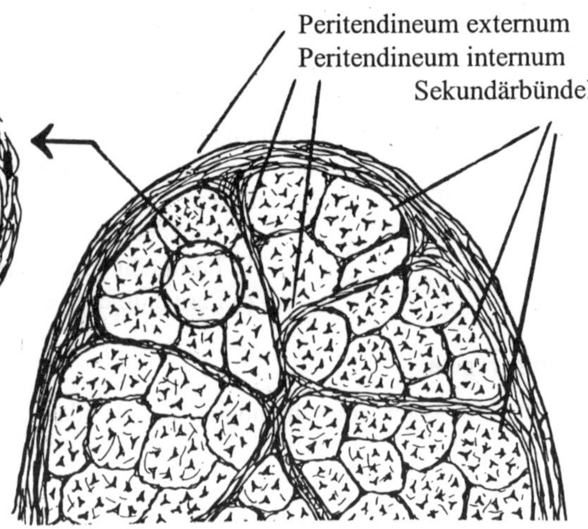

Abb. 63: Sehne, quer, man erkennt die Gliederung durch Bindegewebe.

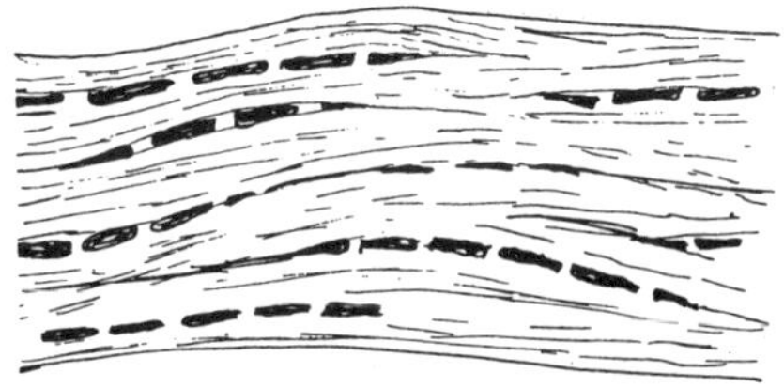

Abb. 65: Sehne im Längsschnitt.

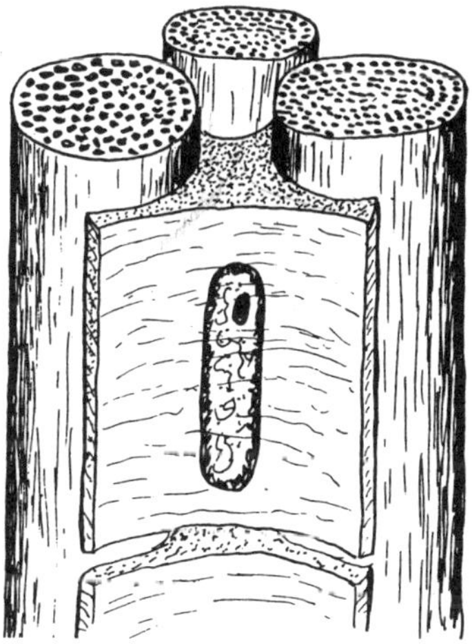

Abb. 64: Flügelzelle mit den zugehörigen Sehnenfasern (in Anlehnung an Wallraff).

In dem Peritendineum laufen Nerven (z.B. für die *Sehnenspindeln*, die Rezeptoren der Zugspannung an den Sehnen) und die ernährenden Blutgefäße. – Flächenhaft angelegte Sehnen heißen **Aponeurosen**.

Merke:
1. Fixe Zellen = Sehnenzellen = Flügelzellen
2. Freie Zellen= fehlen fast völlig !
3. Interzellularsubstanz = als Kittsubstanz zwischen den Kollagenfasern
4. Fasern = Kollagenfasern
5. Umhüllungen = a) Lockeres Bindegewebe
   b) Peritendineum internum
   c) Peritendineum externum

Erkennungsregeln:

Querschnitt: Zwischen einer homogen aussehenden Substanz liegen *dreieckige* bis sternförmige Zellen. Unterteilung des Gewebsschnittes durch Bindegewebe in rundliche Bezirke (Abb. 63).

Längsschnitt: Zwischen glashellen, homogenen und parallel verlaufenden Fasern liegen charakteristische, kantige Kerne der Flügelzellen (wie Perlen aufgereiht; Abb. 65).

Die Stützgewebe

Unter Stützgeweben versteht man eine Gruppe von Geweben, die durch ihre besondere Festigkeit dem Körper eine bestimmte Form geben. Das formgebende Prinzip ist hier im Gegensatz zu den Bindegeweben nicht die Faser, sondern die *Grundsubstanz*! Beim Knorpel ist es die reine Grundsubstanz, beim Knochen enthält die Grundsubstanz zusätzlich festigend wirkende Kalksalze.

Das Knorpelgewebe

Der Knorpel entwickelt sich aus den Mesenchymzellen des Embryos. Dabei beginnen die Zellen zunächst mit der Ausscheidung einer dünnen Hülle aus Grundsubstanz. Auf einem Schnitt findet man dann ein zellreiches, wenig Grundsubstanz enthaltendes **Vorknorpelgewebe**. Die knorpelbildenden Zellen heißen **Chondroblasten**. Aus dem Mesenchym gehen 3 Arten von Knorpelgeweben hervor:

1. Hyaliner Knorpel
2. Elastischer Knorpel
3. Faserknorpel

Ein dem Vorknorpel ähnliches Gewebe bleibt bei Nagetieren als sog. *Zellknorpel* zeitlebens im knorpligen Ohrgerüst erhalten (wichtig für Forschung und als Kurspräparat).

Der hyaline Knorpel

Die Chondroblasten des Vorknorpelgewebes scheiden um sich herum reichlich Grundsubstanz ab; sie trägt einen besonderen Namen:

Chondroid

oder Chondrien. Chemisch sind es Proteoglykane mit einem hohen Gehalt an *Chondroitinsulfat*, Keratansulfat und Hyaluronsäure. Der Gehalt an Chondroitinsulfat säuert die Grundsubstanz an und verleiht ihr die Basophilie gegenüber basischen Farbstoffen; der Gehalt nimmt mit dem Alter ab.

Nicht nur die Grundsubstanz, sondern auch Fasern werden von den Chondroblasten gebildet. So liegen im hyalinen Knorpel

Maskierte Kollagenfasern.

Dieser Ausdruck bedeutet, dass um die Zellen herum, eingebettet von Grundsubstanz, Kollagenfasern (Kollagen-Typ II) liegen, die aber nicht gleich zu erkennen sind. Unter Einfluss von Säuren (Chondroitinschwefelsäure !) quellen die Fasern, nehmen das gleiche Lichtbrechungsvermögen wie die Grundsubstanz an und bleiben deshalb unsichtbar.

Die Grundsubstanzen und das maskierte Kollagen geben dem Knorpel ein milchig-glasiges Aussehen = *hyalin*. Durch vermehrtes Ausscheiden von Grundsubstanzen wächst der Knorpel = **interstitielles** (oder intussuszeptionelles) Wachstum. Das umliegende Mesenchym wird zu einem bindegewebigen Überzug = Knorpelhaut oder **Perichondrium**. Die innersten Zellen des Perichondriums können sich ebenfalls in Chondroblasten umwandeln und den Knorpel durch Auflagerung von außen vergrößern = **appositionelles** Wachstum. Wenn die Knorpelbildung beendet ist, liegen die Chondroblasten verstreut innerhalb der Grundsubstanz; sie heißen dann Knorpelzellen = **Chondrozyten**. Auf einem Schnitt durch reifen hyalinen Knorpel finden sich dann folgende Einzelheiten (Abb. 66):

Die Chondrozyten
: sind ovoide Zellen, die in einer Höhle der Grundsubstanz liegen. Die Wandung dieser Höhle ist besonders stark anfärbbar und wird deshalb als

Knorpelkapsel
: bezeichnet. Es ist aber nur eine sehr schmale Schicht mit besonders viel Chondroitinsulfat. Sie ist oft nur durch ihre Metachromasie (vgl. S. 60) zu erkennen. Nach außen hin folgt jetzt eine gut anfärbbare Zone, der

Knorpelhof
: oder Zellhof. Der Knorpelhof umgibt oft mehrere Chondrozyten, die durch Mitose aus einer einzelnen Mutterzelle hervorgegangen sind (sog. isogene Gruppe). – Um den Knorpelhof herum erscheint die Grundsubstanz oft etwas aufgehellt.

Eine Gruppe aus Chondrozyten mit zugehörigen Knorpelkapseln und Knorpelhof wird

Territorium oder Chondron

genannt. Zwischen den einzelnen Chondronen liegt die übrige Grundsubstanz als interterritoriale Substanz oder **Interterritorium**.

Das *Chondron* ist die kleinste funktionelle Einheit des hyalinen Knorpels und verleiht ihm Druckelastizität. Dabei geben die kollagenen Fasern Zugfestigkeit und die Zellen Druckelastizität. Knorpel ist im Normalfall immer gefäßlos. Die Ernährung erfolgt vom Perichondrium her durch Diffusion. Da die Knorpelzellen anscheinend einen herabgesetzten Stoffwechsel (= bradytroph) haben, reicht diese Ernährung lange aus. Bei Ernährungsstörungen gehen aber Zellen zugrunde und werden in hyaline Grundsubstanz umgewandelt. Da das Kennzeichen für diese Umwandlung ein allmählicher Schwund der Anfärbbarkeit ist, spricht man vom „Verdämmern“ der Knorpelzellen. Im alternden Knorpel nimmt der Gehalt an Chondroitinsulfat ab, wodurch an manchen schlecht ernährten Stellen das Kollagen demaskiert wird; die Fasern werden sichtbar. Man nennt diese Erscheinung *asbestige* Degeneration und nennt die sichtbaren Fasern *Asbestfasern*. Bei Stoffwechselstörungen kann es in der Grundsubstanz zur ungeordneten Ausfällung von Kalksalzen kommen = *Verkalkung* des Knorpels. (Diese Verkalkung ist streng von der geordneten Verknöcherung zu trennen !). Bei der Krankheit *Gicht* (familiäre Hyperurikosämie) werden in der Grundsubstanz Harnsäurekristalle ausgefällt.

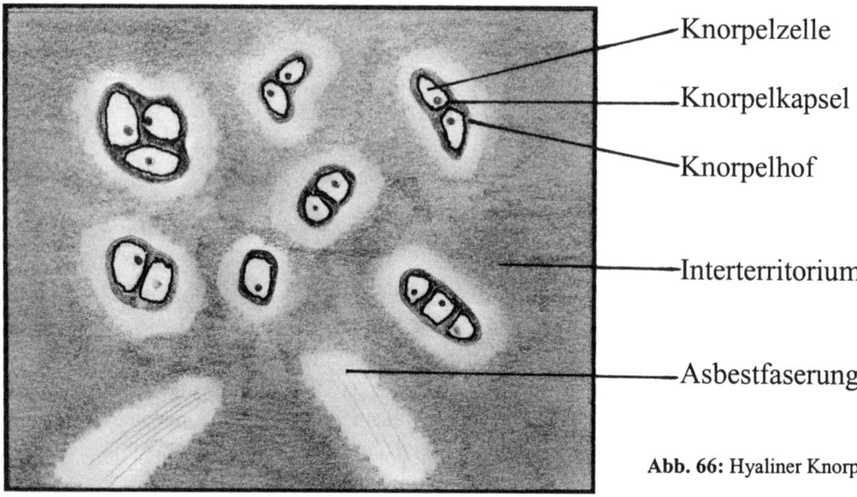

Abb. 66: Hyaliner Knorpel.

Merke:

1. Zellen	=	Chondrozyten
2. Grundsubstanz	=	Milchig-glasig = hyalin, bildet die Knorpelkapsel, den Knorpelhof und die Interterritorialsubstanz. Je nach Chondroitinschwefelsäuregehalt basophil.
3. Fasern	=	Kollagenfasern. Wegen Quellung nicht sichtbar = maskiert. Bei Alterung Asbestfasern.

Vorkommen: Skelettanlagen des Feten.
Beim Erwachsenen: Rippenknorpel, Nasenknorpel, Gelenkknorpel, Trachea und Bronchien.
(Bei den Knorpelfischen = Selachiern, z.B. Hai, bleibt das Skelett zeitlebens knorplig).

Erkennungsregeln:
In einer homogenen, meist wechselnd bläulich angefärbten Grundsubstanz liegen dunkle Inseln mit hellem Zentrum = Chondrozyten. Jeder Chondrozyt ist von einer schmalen, dunklen Knorpelkapsel und einem Knorpelhof umgeben. In vielen Schnitten sind die Zellen geschrumpft oder herausgerissen, es sind nur leere Knorpelhöhlen zu sehen. Auf Asbestfasern achten, gutes Kennzeichen !

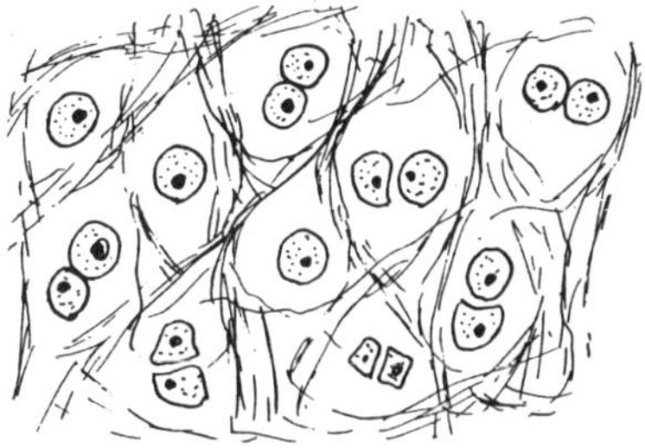

Abb. 67: Elastischer Knorpel aus der Epiglottis.

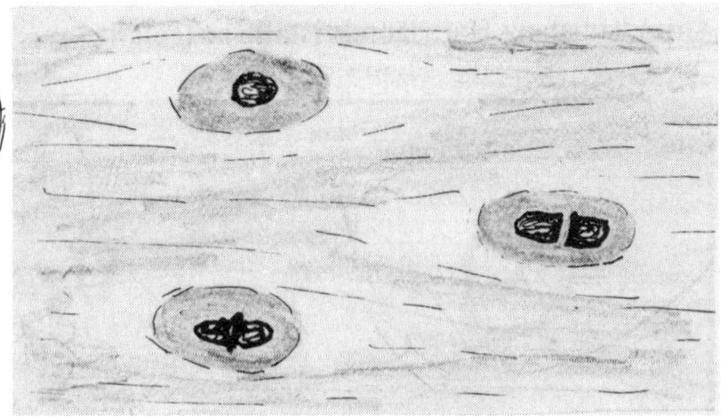

Abb. 68: Faserknorpel aus einer Zwischenwirbelscheibe.

Der elastische Knorpel

Alle beim hyalinen Knorpel beschriebenen Bauelemente finden sich auch beim elastischen Knorpel. Neben den Grundelementen aus Chondronen und Grundsubstanz mit Kollagenfasern sind aber noch Netze aus elastischen Fasern eingestreut (deshalb auch *Netzknorpel* genannt). Das Elastin bedingt eine besondere Biegefestigkeit dieser Knorpelart. Schon makroskopisch fällt der frische elastische Knorpel durch seine gelbe Eigenfarbe auf.

Merke: 1. Zellen = Chondrozyten
2. Grundsubstanz = Chondroid (eine Territorienbildung fehlt !)
3. Fasern = Kollagenfasern (maskiert !), daneben Netze aus elastischen Fasern.

Vorkommen: Kehldeckel (Epiglottis), Ohrmuschel, äußerer Gehörgang, Teile der Tuba auditoria (sive auditiva) = EUSTACHIsche Röhre.

Erkennungsregeln:
Netzartig verlaufende Fasern (bei Elastica-Färbung gelb, bei Resorcin blauschwarz) mit eingestreuten Chondronen in den Netzmaschen (Abb. 67).

Der Faserknorpel

Heißt auch *Bindegewebsknorpel* oder kollagenfaseriger Knorpel. Hier sind die Kollagenfasern nicht maskiert. Man hat bei der Betrachtung eines solchen Präparates den Eindruck, dass hier ein straffes Bindegewebe mit eingestreuten Chondronen vorliege. Grundsubstanz ist sehr wenig vorhanden und liegt nur unmittelbar bei den Chondrozyten.

Merke: 1. Zellen = Chondrozyten (sehr wenige)
2. Grundsubstanz = sehr wenig in Zellnähe (Zellhof)
3. Fasern = massenhaft fast parallel- und durchflochten verlaufende Kollagenfasern.

Vorkommen: Zwischenwirbelscheiben (Disci intervertebrales), Schambeinfuge (Symphysis ossis pubis).

Erkennungsregeln: Sehr viele fast parallele Fasern mit sehr wenigen Chondronen.

Das Knochengewebe

Das Knochengewebe ist durch seinen Besitz an Hartsubstanzen ausgezeichnet, die ihm eine besondere Belastungsfähigkeit geben. Durch Glühen kann man aus einem Knochen die organischen Substanzen entfernen und erhält dann eine mit dem Knochen identische Form aus *anorganischen* Hartsubstanzen. Sie ist auffällig brüchig und besteht aus:

85 % Calciumphosphat
10 % Calciumcarbonat
5 % Magnesium- und Alkalisalze

Durch Behandlung eines Knochens mit Salpetersäure kann man eine *Entkalkung*, d.h. eine Entfernung der Hartsubstanzen erreichen. Es bleibt dann ebenfalls eine mit dem ursprünglichen Knochen identische Form zurück, die aber nur aus den *organischen* Substanzen besteht und besonders biegungselastisch ist. Die organische Substanz ist das:

Osteoid

Es entspricht chemisch allen bereits beschriebenen Grundsubstanzen und enthält Proteoglykane. Eingelagert sind zahlreiche Kollagenfasern.

Man erkennt aus der Beschreibung, dass die besonderen Eigenschaften des Knochengewebes nur durch die Verbindung organischer *und* anorganischer Substanzen erklärlich sind. Die Knochenbildung (Ossifikation) nimmt ihren Ausgang von Mesenchymzellen. Wir kennen zwei Bildungswege:

1. Desmale Ossifikation
Knochenbildung direkt aus einer *bindegewebigen* Vorstufe.

2. Chondrale Ossifikation
Als Vorstufe wird ein *Knorpelskelett* angelegt, das dann durch Knochen ersetzt wird.

1. Desmale Ossifikation

Als Vorstufe ist lediglich Bindegewebe oder Mesenchym vorhanden. Hier finden folgende Vorgänge statt:

1. Einzelne Mesenchymzellen oder Bindegewebszellen bilden sich zu **Osteoblasten**, d.h. knochenbildenden Zellen, um. Sie sind durch einen hohen Gehalt an den Enzymen Phosphorylase und Alkalische Phosphatase ausgezeichnet.
2. Jeder Osteoblast scheidet um sich herum Grundsubstanz = **Osteoid** ab. Die Kollagenfasern werden in das Osteoid eingeschlossen. Unter Einwirkung der Enzyme werden im Osteoid Kalksalze zur Ausfällung gebracht. Damit entstehen die sog. **Ossifikationspunkte** = Verknöcherungskerne.
3. Durch weitere Osteoidbildung und Verkalkung werden aus den Ossifikationspunkten schließlich Knochenspangen, die zu einem einheitlichen Knochen zusammenwachsen.
4. Die von Grundsubstanz und Kalziumsalzen eingemauerten Osteoblasten ändern ihre Funktion und heißen dann **Osteozyten** (Knochenzellen).

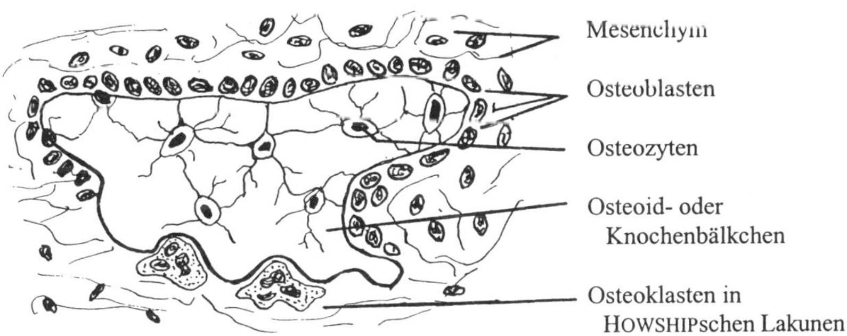

Abb. 69: Desmale Ossifikation (Verkalkungspunkt)

Auf diese Weise entstehen beim Menschen die platten Knochen des Schädeldaches, einige Gesichtsknochen und ein Teil der Clavicula.

Beachte einige Namen:

Die desmale Ossifikation

findet in einem Bindegewebe statt. Deshalb nennt man den hieraus entstehenden Knochen zuerst

Bindegewebsknochen.

Da er über dem Gehirn und den Gesichtsorganen liegt, wird er wegen seiner Lage auch als

Deck- oder Belegknochen

bezeichnet. Wenn man einen solchen Knochen histologisch untersucht, dann bezeichnet man ihn wegen seines etwas ungeordneten Aufbaus als

Geflecht- oder Faserknochen.

Die desmale Ossifikation findet nur beim Feten statt. Um dem Wachstum des jungen Individuums folgen zu können, muss der Knochen mehrfach umgebaut werden. Hierbei erfolgt der Abbau durch

Osteoklasten:

Es sind knochenauflösende Riesenzellen (Abb. 69), die durch mehrere Zellkerne auffallen und einen hohen Gehalt an *saurer* Phosphatase haben. Der Knochenabbau erfolgt nach enzymatischer Auflösung durch Resorption.

An den Stellen der Osteoklastentätigkeit finden sich oft Einbuchtungen im Knochen = HOWSHIPsche Lakunen (sog. lakunäre Resorption des Knochens).

Merke: Der Knochenaufbau erfolgt immer durch Osteoblasten mit Hilfe des Enzyms „Alkalische Phosphatase", der Abbau dagegen durch Osteoklasten mittels „Saurer Phosphatase"

2. Chondrale Ossifikation

Als Modell des späteren Knochens wird zunächst beim Feten ein *Knorpelskelett* angelegt; der Umbau in Knochensubstanz erfolgt danach meist in zwei Stufen:

a) perichondrale Ossifikation
b) enchondrale Ossifikation

Die perichondrale Ossifikation

Von der Knorpelhaut (Perichondrium) des knorpligen Skelettstückes sondern sich Zellen ab, die als **Osteoblasten** um sich herum die Knochengrundsubstanz - das **Osteoid** - abscheiden. Unter Einfluss der Osteoblastenenzyme werden darin Kalksalze abgelagert. Ein Teil der Zellen baut sich damit in den Knochen ein und heißt dann **Osteozyten**. Dieser Typ der Knochenbildung findet ringförmig um das Knorpelmodell statt, so dass sich im Endergebnis eine **Knochenmanschette** (Abb. 70) ergibt.

Das Perichondrium wird nach der Bildung des Knochens Knochenhaut = **Periost** genannt. Durch weiteren Anbau von diesem Periost her kann der Knochen an Dicke zunehmen = appositionelles Wachstum.

Im Inneren des von der Manschette eingeschlossenen Knorpels kommt es zu Stoffwechselstörungen (Dystrophie), die sich in blasiger Verquellung der Knorpelzellen und in inselförmiger Ablagerung von Kalksalzen (Verkalkungspunkte) äußert.

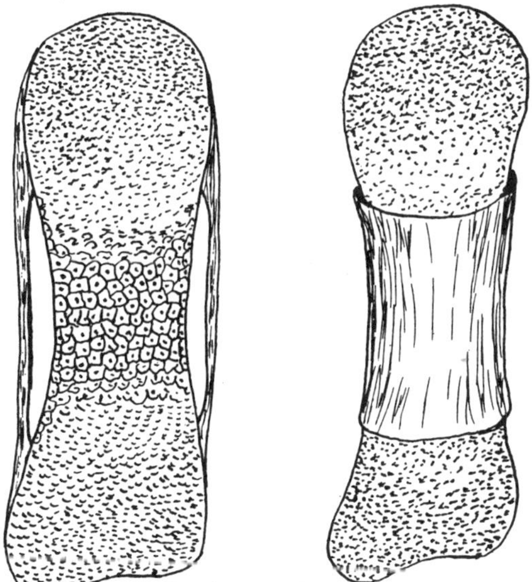

Abb. 70a **Abb. 70b**

Die perichondriale Ossifikation

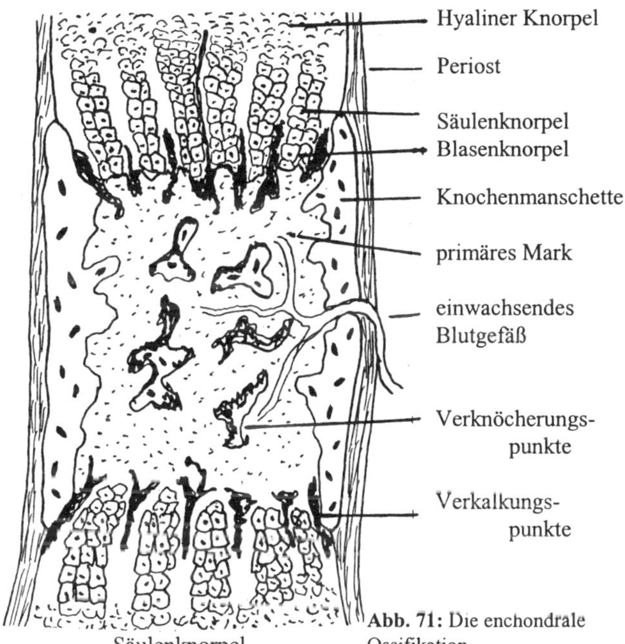

Abb. 71: Die enchondrale Ossifikation.

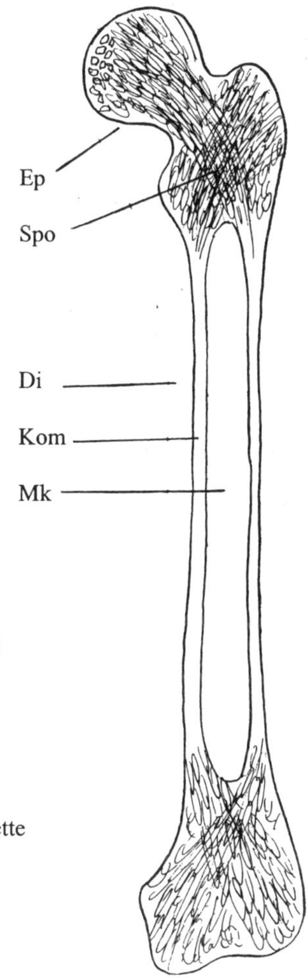

Abb. 72: Längsschnitt eines Röhrenknochens.
Ep = Epiphyse,
Spo = Spongiosa,
Di = Diaphyse,
Kom = Kompakta,
Mk = Markhöhle.

Die enchondrale Ossifikation

Neben der perichondralen Knochenbildung läuft ein zweiter Vorgang im Innern des Knorpels (= enchondral) ab: Von der Seite her wächst ein Blutgefäß durch die Knochenmanschette hindurch in das Innere des Knorpels ein (Stelle der späteren Foramina nutricia (nutrientes)). In dessen Begleitung wachsen Mesenchymzellen ein, die sich zu besonderen Zelltypen differenzieren können:

I. Chondroklasten
Vielkernige Zellen, die in Enzymgehalt und Aussehen mit den Osteoklasten identisch sind, aber nur wegen ihrer knorpelzerstörenden Tätigkeit vorübergehend so benannt werden. Sie bauen den größten Teil der Knorpelgrundsubstanz (Chondroid) ab, lassen aber die Verkalkungspunkte stehen.

II. Osteoblasten
Sie entstehen ebenfalls aus den eingewucherten Mesenchymzellen und setzen sich an den Verkalkungspunkten fest. Dort beginnen sie mit der Ausscheidung von Osteoid und lagern darin Kalksalze geordnet ein. Die ehemaligen Verkalkungspunkte werden somit zu *Verknöcherungspunkten*. Im Endergebnis wird auf diese Weise der von der Knochenmanschette umhüllte ehemalige Knorpelraum durch Knochenspangen ersetzt.

Der innerhalb der Knochenmanschette eingeschlossene Raum wird **Primäre Markhöhle** genannt und enthält überwiegend noch nicht spezialisierte (undifferenzierte), multipotente Mesenchymzellen, die **Primäres Mark** genannt werden. Aus diesen gehen in der weiteren Entwicklung nicht nur die Osteoblasten, Chondroblasten usw. hervor, sondern auch Gefäßwandzellen und die Stammzellen der Blutbildung (Myeloblasten), d.h. das sekundäre oder blutbildende Mark. – Durch chondrale Ossifikation werden beim Menschen die meisten Knochen des Skeletts angelegt, mit Ausnahme einiger Schädelknochen und eines Teils der Clavicula.

Beachte einige Namen:

Die chondrale Ossifikation
braucht als Vorstufe ein hyalin-knorpeliges Modell. Dieses wird außen durch
Perichondrale Ossifikation
eingeschient und im Innern durch
Enchondrale Ossifikation
durch Knochensubstanz *ersetzt*. Deshalb wird der so angelegte Knochen auch
Ersatzknochen
genannt. Histologisch ist er anfangs durch eine unregelmäßige Ablagerung der Knochensubstanz gekennzeichnet, in der die Fasern und Zellen noch keine bestimmte Verlaufsrichtung erkennen lassen. Man kann ihn zunächst deshalb auch als
Geflecht- oder Faserknochen
bezeichnen. Später wird er in ein geordnetes Gewebe umgebaut, das wir
Lamellenknochen nennen.

Das Knochenwachstum

Trotz der beginnenden Verknöcherung bleiben die Knorpelzellen teilungsfähig ! Die seitliche Schienung des Knorpelstückes durch die perichondral angelegte Knochenmanschette verhindert einerseits ein seitliches Auswachsen, andererseits übt sie ein Druck aus, der den Knorpel nach den beiden offenen Seiten der Knochenhülse drängt. Er ordnet sich dabei reihenweise an und wird *Säulenknorpel* (Abb. 71) genannt. Zwischen den Säulen wird die Grundsubstanz mit Kalksalzen beladen (Verkalkungspunkte) und dient der nachfolgenden enchondralen Verknöcherung als Leitschiene. Im Längsschnitt unterscheidet man vier Zonen, die fließend ineinander übergehen:

1. Reservezone: Sie besteht aus einem breiten Streifen hyalinen Knorpels (vgl. Abb.71).
2. Proliferationszone: Hier teilen sich die Knorpelzellen lebhaft und bilden den typischen **Säulenknorpel** (Abb. 71).
3. Resorptionszone. Ernährungsstörungen des Knorpels führen zu einer blasigen Auftreibung der Knorpelzellen (sog. **Blasenknorpel**) und Einlagerung von Kalksalzen.
4. Verknöcherungszone. Chondroklasten eröffnen die Knorpelhöhlen und bauen den Knorpel ab (auch als **Eröffnungszone** bezeichnet). Es verbleiben die Verkalkungspunkte (Abb. 71), die zu Verknöcherungspunkten werden.

Merke: Ein Knochen wächst nur soweit in die Länge, wie Knorpel angelegt wird. Hört das Knorpelwachstum auf, so ist auch das Längenwachstum abgeschlossen.
Längenwachstum ist an die enchondrale Verknöcherung gebunden, Dickenwachstum an die perichondrale Verknöcherung (sog. subperiostales Appositionswachstum).

Beim neugeborenen Kind bestehen an den langen Röhrenknochen nur die Röhrenschäfte (Diaphysen) aus Knochen, die Gelenkknorren (Epiphysen) dagegen aus Knorpel. Eine Ausnahme macht die distale Femurepiphyse, in der sich zum Zeitpunkt der Geburt bereits ein Verknöcherungskern (sog. BECLARDscher Knochenkern, Reifezeichen für ausgetragene Kinder !) befindet. Beim Jugendlichen sind Diaphyse und Epiphysen verknöchert, aber zwischen ihnen liegt eine Schicht teilungsfähigen Knorpels, die **Epiphysenfuge**. Solange sie besteht, kann der Knochen in die Länge wachsen, mit ihrer Verknöcherung kommt das Längenwachstum zum Stillstand.

Aufbau des Knochengewebes

Der ursprünglich bei der desmalen und chondralen Verknöcherung angelegte Knochen hat einen *ungeordneten* histologischen Aufbau, der als *Geflechtknochen* bezeichnet wird. Auf dem Wege des allmählichen Umbaus wird ein *geordnetes* Strukturbild erzeugt, das als *Lamellenknochen* benannt wird. Der Lamellenknochen besitzt als kleinste Baueinheit das

Osteon

oder HAVERSsche System (Abb. 73). Es besteht aus einem zentralen, kleinen Blutgefäß (HAVERSsches Gefäß) und konzentrisch geschichteten Knochenlamellen (= Spezial- oder HAVERSsche Lamellen).

Die Osteone verlaufen in der Längsrichtung des Knochens und sind wenige Millimeter bis zu 1cm lang. Eine Lamelle enthält:

Hydroxylapatit = $Ca(OH)_2 \quad 3 [Ca_3(PO_4)_2]$

Es ist eine besondere, kristalline Form der Kalksalze, die durch große Härte gekennzeichnet ist. Eingebettet in diese Substanz sind

kollagene Fibrillen,

die in Scherengitterform verlaufen. Zwischen den einzelnen Lamellen werden abzweigende Fasern ausgetauscht und somit ein besonders intensiver Zusammenhalt erreicht. Je zwei Lamellen sind durch

Kittsubstanz

an den sog. Kittlinien oder Kittflächen verbunden. Sie bestehen aus der üblichen Grundsubstanz (Osteoid). – Zwischen jeweils zwei Lamellen im Bereich der Kittlinien liegen ovoide Knochenhöhlungen (Lakunen), in denen die

Osteozyten

liegen. Die einzelnen Osteozyten stehen untereinander und mit dem HAVERSschen Blutgefäß durch feinste Ausläufer in Verbindung, die innerhalb besonderer winziger

Knochenkanälchen

(Canaliculi) verlaufen. Die Osteozyten füllen ihre Höhlen nie ganz aus. Zwischen der eigentlichen Zelle, ihren zytoplasmatischen Fortsätzen und der Knochenwandung verbleibt ein Spaltraum mit extrazellulärer Matrix, der lichtmikroskopisch als sog. „Knochenkapsel“ gedeutet wurde.

Abb. 73: Osteon oder HAVERSsches System (in Anlehnung an Braus)

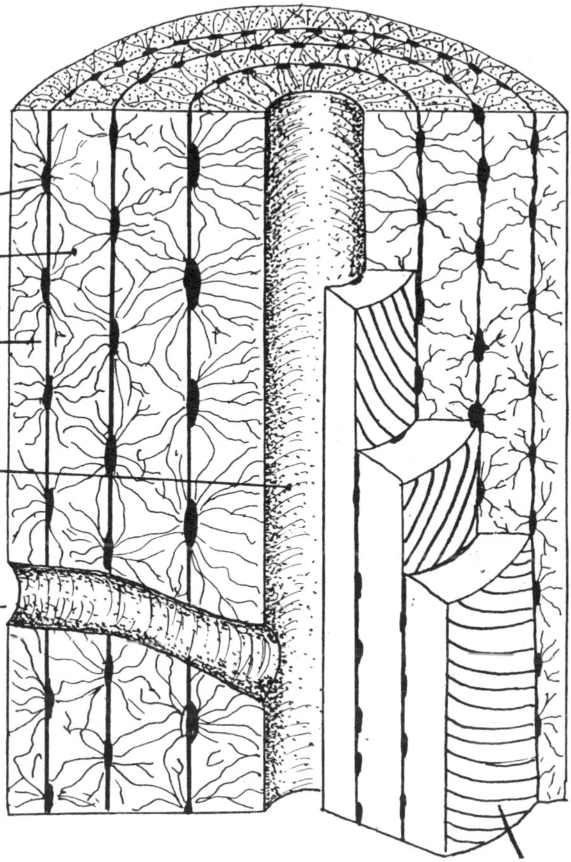

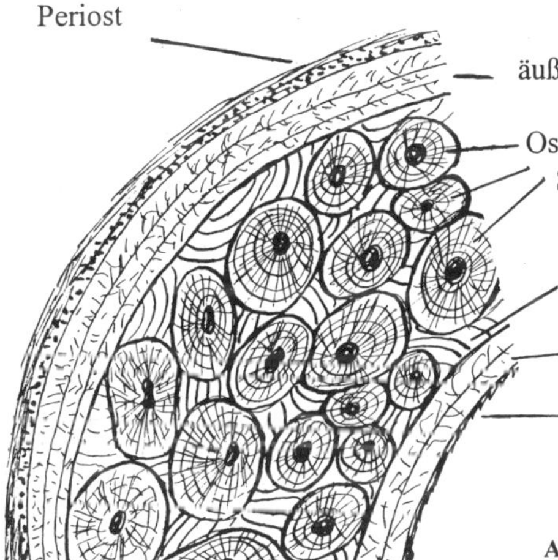

Abb. 74: Querschnitt durch die Kompakta eines Knochens.

Auf einem Knochenquerschnitt (Abb. 74) findet man außer den Speziallamellen der Osteone noch andere Lamellensysteme:

Äußere Grundlamellen oder Generallamellen,
liegen direkt unter dem Periost und umkleiden den ganzen Knochen. Die

inneren Grundlamellen
finden sich in den hohlen Knochen und stellen einen Abschluss zum innen liegenden Knochenmark dar. Zwischen den beiden Grundlamellensystemen liegen die

Speziallamellen
der Osteone. Sie sind die jüngsten Anteile des Knochens. Zwischen den Osteonen liegen die Reste älterer Lamellensysteme als sog.

Schalt- oder interstitielle Lamellen.

Die Verschachtelung aus vielen winzigen Teilchen – den Lamellen – nennt man den *Breccienbau* des Knochens (breccia = Felsgestein; geologischer Begriff für ein bröckliges, durch Kittsubstanz zusammengehaltenes Gestein.)

Neben den längsverlaufenden HAVERSschen Gefäßen gibt es auch kurze querverlaufende Gefäße, die sog. VOLKMANNschen Gefäße, die in den VOLKMANNschen Kanälchen des Knochens liegen (Abb. 73). Merke auch die Bezeichnungen:

Canales centrales = HAVERSsche Kanäle

Canales perforantes = VOLKMANNsche Kanäle

Der Lamellenknochen wird wegen seines Feinbaus auch *feinfaseriger* Knochen im Gegensatz zum ungeordneten *grobfaserigen* Knochen vom Typ des Geflechtknochens genannt. Auch am Lamellenknochen gibt es immer einen Rest von Geflechtknochen, nämlich an den Stellen, wo Sehnen oder straffes Bindegewebe an ihm ansetzen (Insertionsstellen). Diese einstrahlenden Fasern werden innerhalb des Knochens **SHARPEYsche Fasern** genannt.

An einem fertigen Röhrenknochen (Abb. 72) kann man folgende Teile unterscheiden:

Epiphysen	Die beiden Gelenkenden, die die Verbindung zu den anderen Skelettteilen herstellen und von Gelenkknorpel überzogen sind. Im Inneren bestehen die Epiphysen aus einem schwammartigen Gerüst von Knochenbälkchen = Substantia spongiosa.
Diaphysen	Schaft eines Röhrenknochens. Es ist ein Rohr aus Knochensubstanz (Substantia compacta), das im Inneren das zellreiche Knochenmark enthält.

Die Bauweise eines Knochens ist den Funktionskräften angepasst, denen er innerhalb des Skelettes ausgesetzt ist (Druckbelastung und Biegebelastung). Dabei verlaufen die Knochenbälkchen der Substantia spongiosa und compacta in den Hauptbelastungsrichtungen (sog. Spannungslinien = Trajektorien). Der Trajektorienbau des Knochens erbringt ein Maximum an Leistung bei einem Minimum an Materialaufwand (Stahlrahmenkonstruktionsprinzip).

Alle Knochen sind vom **Periost** umgeben, das aus drei Anteilen besteht:

Innerste Schicht	=	Kambiumschicht (Regenerationsschicht)
mittlere Schicht	=	Fibroelastika (Faserschicht)
äußere Schicht	=	Adventitia (Verbindung zur Umgebung, enthält Gefäße und Nerven, ist schmerzempfindlich).

In den dünnen Röhrenknochen wird eine dünne, tapetenartige innere Auskleidung der Markhöhle als **Endost** gesondert benannt.

Merke: Knochengewebe:

1. Zellen:	Osteozyten, liegen in Knochenhöhlen, über Ausläufer innerhalb feiner Knochenkanälchen verbunden.
2. Grundsubstanz:	Ungeformte Grundsubstanz als Osteoid in den Kittlinien; eingelagert sind regelmäßige Kristalle aus Hydroxylapatit.
3. Fasern:	Kollagene Fibrillen spiralig und als Scherengitter innerhalb der Lamellensubstanz eingebettet.

Erkennungsregeln:

Querschnitt: Deutlich sichtbar konzentrische Kreise (HAVERSsche Lamellen) um ein Loch (= Gefäßquerschnitt). In den Kittlinien zwischen den Lamellen dunkle, ovale Körnchen = Osteozyten, kranzartig um ein Gefäß geordnet.

Längsschnitt: Parallel verlaufende Streifen, in denen die Osteozyten hintereinander liegen. Gefäße verlaufen meist parallel den Osteozytenketten = HAVERSsche Gefäße; Gefäße quer zur Osteozytenkette = VOLKMANNsche Gefäße.

Das Muskelgewebe

Neben der *Plasmaströmung*, die eine innere Bewegung des Zytoplasmas einer Zelle ist, haben manche Zellen die Möglichkeit zur Ortsveränderung durch Kriechen und Ausstrecken von Fortsätzen (amöboide Bewegung). Makroorganismen – wie der Mensch – können sich aber nur durch besondere Bewegungsorgane – die *Muskeln* – fortbewegen.

Ein Muskel

ist ein *Bewegungsorgan*, das aus einer Vielzahl von *Muskelzellen* zusammengesetzt ist und durch Zusammenziehung (Kontraktion) Bewegungen ausführt. Die Muskelzellen sind durch die zum Metaplasma gehörigen *Myofibrillen* gekennzeichnet. Durch Bindegewebe werden die Muskelzellen zum *Muskel* vereinigt; über *Sehnen* und *Faszien* wird die Kraft übertragen.

Nach den histologischen Unterschieden werden 3 Hauptgruppen von Muskelgewebe gesondert besprochen:

1. Glatte Muskulatur
2. Quergestreifte Muskulatur
3. Herzmuskulatur

Die glatte Muskulatur

Diese Art der Muskulatur findet man überall dort, wo es nicht so sehr auf eine schnelle Kontraktion, sondern mehr auf eine langdauernde (tonische Kontraktion !) ankommt. So werden glatte Muskeln im Darmkanal, Uterus, Harnblase und Gefäßsystem für die Änderung des Lumens eingesetzt. Alle glatten Muskeln unterliegen dem vegetativen Nervensystem und lassen sich nicht willkürlich beeinflussen. An Einzelheiten sollte man sich merken:

Die glatten Muskelzellen

sind ovale oder spindelförmige Zellen von 40-200 µm. Der Zellkern liegt immer in der Zellmitte. Das *Sarkoplasma* (= besonderer Name für das Zytoplasma der Muskelzellen) erscheint durch die *Myofibrillen* fein gestreift (nur bei stärksten Vergrößerungen).

Der Zellkern ist in den erschlafften Zellen meist stabförmig, in den kontrahierten dagegen gedrungen oval, z.T. sogar spiralig geschlängelt (Abb. 75). Die Myofibrillen bestehen jeweils aus einem Bündel feinster (nur elektronenmikroskopisch erkennbarer) *Myofilamente*, von denen verschiedene Kalibertypen existieren. Neben den dünnen Aktin-Mikrofilamenten konnte man auch dickere Myosinfilamente im glatten Muskel nachweisen. Bei den üblichen Vergrößerungen sind die Myofibrillen nicht zu erkennen; die Muskelzellen erscheinen deshalb *glatt*. Bei stärksten Vergrößerungen allerdings sind Myofibrillen als feine Längsstreifung erkennbar.

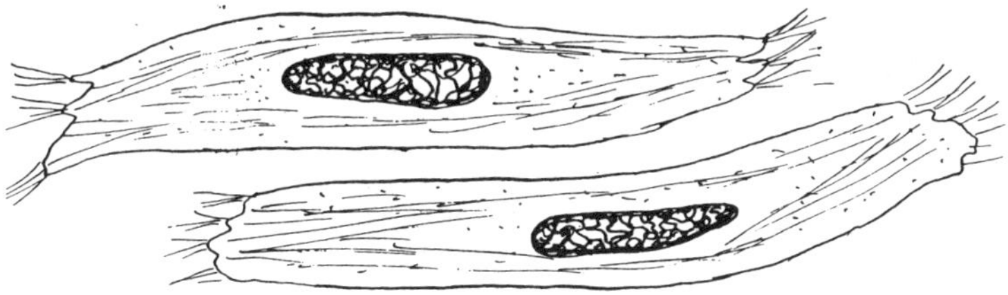

Abb. 75: Isolierte glatte Muskelzellen

Jede glatte Muskelzelle ist von einem zarten Strumpf netzartig verlaufender, retikulärer Fasern umhüllt, die in etwas Grundsubstanz eingebettet sind (eine **Basalmembran** !) und am Ende der Muskelzelle in feine Sehnchen übergehen. Auch elastische Fasern können in diese Zellumhüllung eingewebt sein, so besonders im Oesophagus, der Aorta und der Vagina. Die Verbindung von elastischen Fasern mit glatter Muskulatur bezeichnet man als *elastisch-muskulöse Systeme*. Sie sind Einrichtungen zur Veränderung der Wandelastizität, die je nach Beanspruchung verschieden eingestellt werden können.

Wird die glatte Muskulatur besonders hohen Anforderungen ausgesetzt, so kommt es zur **Hypertrophie**. Im schwangeren Uterus kann die Zellgröße hierbei bis auf das Achtfache gesteigert werden. Dabei vergrößern sich aber auch die Zellkerne durch Endomitose (die Kern-Plasma-Relation bleibt erhalten!).

Vorkommen:

Gefäßwandungen, Darmwand, Harnblase, Ureter, Uterus, Gallenblase, Haut (Haarbalgmuskeln: „Haarsträuben" und „Gänsehaut"), Luftwege (Bronchus Muskulatur), Endokard, innere Augenmuskeln (M. ciliaris, sphincter et dilatator pupillae).

Erkennungsregeln:

Ein *einziger*, mittelständiger Kern in einem meist spindelförmigen Zellleib. Das Sarkoplasma kann manchmal fein gestreift aussehen (Myofibrillen), im Querschnitt fein gepunktet. Länglich-ovale Kerne in erschlafften Zellen, korkenzieherartige Kerne in kontrahierten

Die quergestreifte Muskulatur

Die kleinste Baueinheit der quergestreiften oder Skelettmuskulatur ist die

Muskelfaser

Es ist eine vielkernige (!) Zelle von einigen Millimetern bis zu 10 cm Länge (hier sog. Synzytium!). Die Zellkerne liegen immer am Rande der Zelle, in der Mitte liegen die **Myofibrillen** ! Sie geben der Faser durch ihre Gliederung in helle und dunkle Abschnitte das Bild der Querstreifung.

Beachte: Die Muskelfaser hat einen etwas irreführenden Namen. Es handelt sich zwar um ein *faserförmiges* Gebilde, das aber einer lebenden Zelle entspricht im Gegensatz zu den echten (toten) Fasern aus Kollagen oder Elastin. Richtiger würde man demnach eine Muskelfaser als „quergestreiftes Muskelsynzytium" bezeichnen.

Die Vielkernigkeit der Muskelfasern ist durch Verschmelzung mehrerer Zellen entstanden (Synzytium). Beim Embryo entstehen aus dem mittleren Keimblatt (Mesoderm) besondere Abschnitte, die **Myotome**, aus deren Zellen sich die jungen Muskelzellen – die **Myoblasten** – entwickeln. Sie vermehren sich einige Zeit durch Mitose und wandeln sich dann unter Bildung von Myofibrillen und Verschmelzung in die Muskelfasern um. In einem fertigen Muskelsynzytium können mehrere hundert Kerne gezählt werden.

Der Durchmesser einer Muskelfaser schwankt zwischen 10-100 µm, wobei die gröberen Fasern in Muskeln mit grober Arbeitsleistung (Laufmuskeln) zu finden sind. Feine Muskelfasern liegen dagegen in Muskeln mit ausgewogenen Funktionen, wie in den Augenmuskeln. Die zahlreichen Kerne liegen *immer* am Rande der Zelle (wichtiges Unterscheidungsmerkmal gegenüber glatten Muskeln !).

Die Muskelfasern werden insgesamt von einer **Basalmembran** wie von einem Strumpf überzogen. Diese Hülle besteht aus einer hellen Grundsubstanz (Basallamina), um die feinste retikuläre Fasern netzartig angelagert sind. Unter der Basalmembran liegen vereinzelt sog. **Satellitenzellen**, die der Regeneration geschädigter Muskelzellen dienen. Das **Sarkoplasma** (= Zytoplasma einer Muskelzelle) enthält wechselnde Mengen von **Sarkosomen** (= Mitochondrien der Muskelzellen). Ein weiteres Kennzeichen der Muskelfasern ist das **Myoglobin**, ein eisenhaltiger, dem Hämoglobin verwandter Farbstoff zur Übertragung von Sauerstoff. Farbstoffreiche Muskeln sind dunkel und können ausdauernd arbeiten (Wildtiere!), farbstoffarme Muskeln haben eine geringere Leistungsspanne (helles Fleisch der Haustiere!). Man unterscheidet:

langsame Typ-I-Fasern: mitochondrien- und myoglobinreich (rote Fasern); können lange arbeiten; erscheinen trübe durch eingelagerte Fetttröpfchen.

schnelle Typ-II-Fasern: (weiße Fasern). Mitochondrienarme, helle Fasern können nur kurz, aber schnell arbeiten. Reichlich Glykogeneinlagerungen.

Im Muskel des Menschen kommen beide Fasertypen nebeneinander und etwa gleichhäufig vor. – Von der Zelloberfläche (Plasmalemm, hier: **Sarkolemm**) ziehen feine Schläuche (= Tubuli) als Einstülpungen in die Muskelfaser senkrecht hinein = **Transversalsystem** (T-System), die aber nur elektronenoptisch feststellbar sind. Zwischen je zwei T-Systemen spannt sich ein Kanälchensystem aus, das dem üblichen endoplasmatischen Retikulum entspricht, aber beim Muskel *sarkoplasmatisches Retikulum* oder **longitudinales System** (L-System) genannt wird.

Funktion der T-Syteme: Schnelle Erregungübermittlung ins Faserinnere
Sarkolemm - T-System - Myofibrillen

Funktion der L-Systeme: Speicherung von Ca^{++} -Ionen.

Myofibrillen

In der Längsrichtung werden die Muskelfasern von zahlreichen, parallelen Eiweißfäden (Myofibrillen) durchzogen, deren Aufbau aus hellen und dunklen Abschnitten (= metamere Gliederung) die typische Querstreifung bedingt. Bei starker Vergrößerung lassen sich an den Myofibrillen charakteristische Anteile erkennen (Vergleiche die Abbildung auf der Seite 94).

A-Streifen = Das sind die im Präparat dunkel gefärbten Anteile der Myofibrillen. Sie sind doppeltbrechend = **a**nisotrop (daher A) im polarisierten Licht.

I-Streifen = Das ist der helle Streifen zwischen jeweils zwei A-Streifen. Er ist im polarisierten Licht einfachbrechend = **i**sotrop.

Merke: 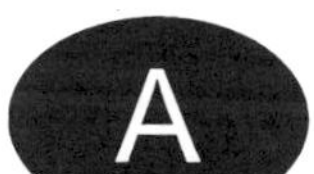

= dunkel 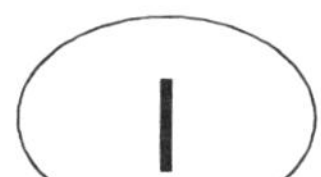

= hell

Z-Streifen = Dieser **Z**wischenstreifen (= Telophragma oder KRAUSEsche Grundmembran) durchzieht die gesamte Breite einer Muskelfaser vom Sarkolemm der einen bis zur anderen Seite. Dabei liegt er zwischen zwei I-Streifen. Der Z-Streifen wird durch die miteinander verfilzten, ausgefaserten Enden der Aktinfilamente gebildet (siehe später) und stellt die Grenze einer sog. Sarkomere dar.

H-Streifen = (HENSEN-Streifen). Ein feiner, kaum erkennbarer, **h**eller Streifen in der Mitte des breiten A-Streifens.

M-Streifen = **M**ittelstreifen oder Mesophragma. Eine feine Linie innerhalb der als H-Streifen bezeichneten helleren Zone.

Ein Abschnitt zwischen jeweils zwei Z-Streifen wird als **Sarkomer** oder Muskelperiode bezeichnet (siehe Abb. 78).

Nur für Fleißige: Aus elektronenmikroskopischen, chemischen und Röntgenbeugungsuntersuchungen hat man folgende Ansicht über die Entstehung der einzelnen Streifen:

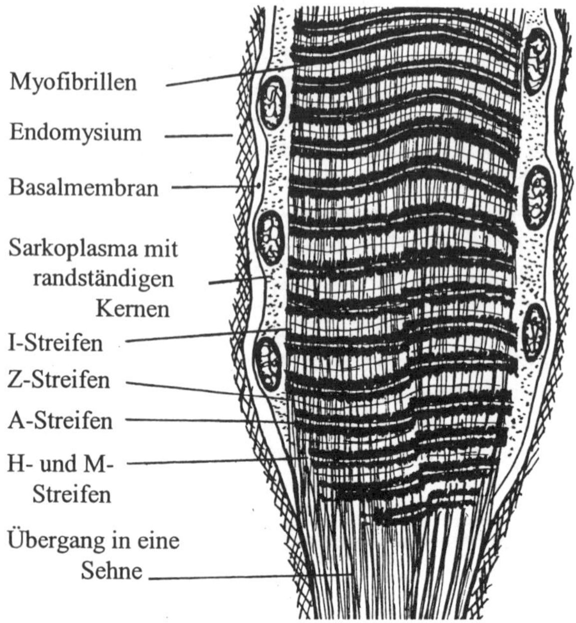

Abb. 76: Lichtmikroskopisches Bild einer quergestreiften Muskelfaser bei sehr starker Vergrößerung.

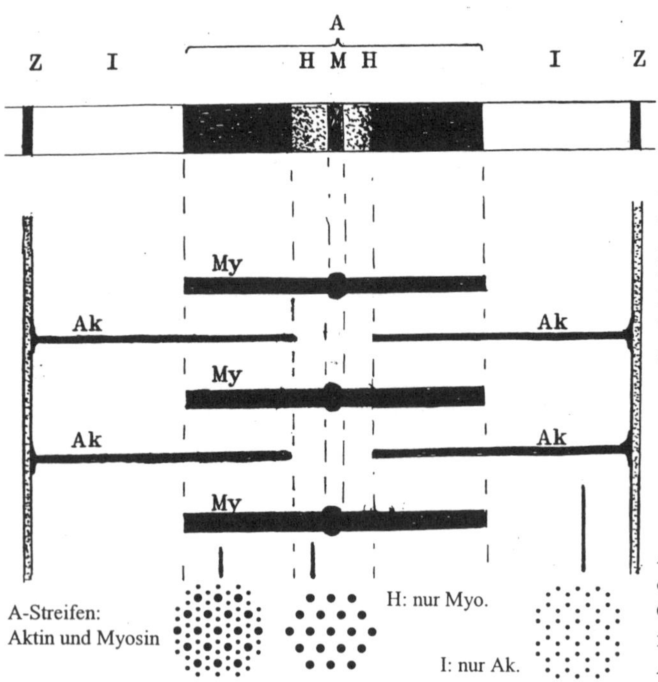

Sarkomer aus einer Myofibrille im Lichtmikroskop

Abb. 77: Schematischer Aufbau einer Myofibrille. Ak= Aktin,Myo= Myosin Das linke Bild zeigt die Projektion der Feinstruktur, die zum lichtmikroskopischen Bild führt.

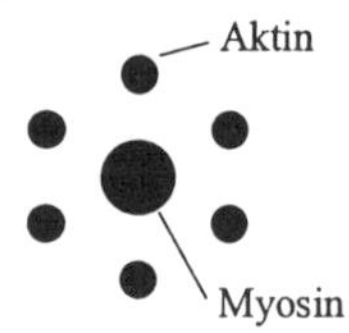

Abb. 78. Oben: Schema der Sechsecklage. Links: Querschnitte der Myofibrillen im Bereich der A-, H- und I-Streifen.

Jede *Myofibrille* besteht aus einer Kette von *Sarkomeren*, wobei in jedem Sarkomer ein Bündel von *Myofilamenten* liegt (Abb. 77). Von den Z-Streifen entspringen die dünnen *Aktin-Filamente* und liegen parallel im Sarkomer. Der Z-Streifen ist die lichtmikroskopisch sichtbare Stelle der verfilzten aufgefaserten Aktinendteile! In der Mitte des Sarkomers fehlt das Aktin. Auf den Mittelteil eines jeden Sarkomers beschränkt finden sich dickere *Myosin-Filamente*. Zwischen Aktin- und Myosin-Filamenten bestehen Proteinbrücken. Auf einem Querschnitt erscheinen die Aktinfilamente in Sechseckanordnung um ein Myosinfilament gelagert (Abb. 78). – Die lichtmikroskopischen Streifen sind Projektionsphänomene dieser Anordnung (Abb. 77): Der I-Streifen entspricht dem Gebiet der Aktinfilamente, der A-Streifen dem der Myosinfilamente. Der A-Streifen enthält im Bereich der zentral fehlenden Aktinfäden eine Aufhellung (= H-Streifen), die wiederum durch Seitenketten der Filamente eine Verdickung – als M-Streifen sichtbar – enthalten kann.

Wie stellt man sich nun nach diesem Bauplan die Muskelkontraktion vor ? Im Lichtmikroskop sieht man bei Kontraktion eine Verkleinerung der I-Streifen und deren Dunklerwerden. Die Z-Streifen werden hierbei etwas genähert. Die A-Streifen bleiben annähernd gleich groß, hellen sich aber etwas auf. Bei der Kontraktion gleiten die Aktinfilamente in die Zwischenräume der Myosinfäden hinein (Gleittheorie nach HUXLEY). Die Bewegung wird durch Querbrücken zwischen Aktin- und Myosinfilamenten ermöglicht, die in einer Art „Ruderschlagbewegung" umklappen. Der Vorgang verbraucht Adenosintriphosphat (ATP). Im Endergebnis werden zwar die Myofibrillen verkürzt, *nicht* aber die *Myofilamente* ! (siehe hierzu die Anmerkung S.35).

Weitere Einrichtungen der Muskelfasern

Auf Querschnitten durch eine Muskelfaser sind manchmal die Myofibrillen als feinste Pünktchen zu erkennen. Sie liegen oft innerhalb der Muskelfaser zu mehreren Gruppen vereinigt (Abb. 79); ein Phänomen, das nach dem Pathologen als COHNHEIMsche Felderung bezeichnet wird. Die durch Verkürzung der Myofibrillen erzeugte Kraft wird über Sehnen auf das Skelettsystem übertragen. Am Ende jeder Muskelfaser gehen die Bindegewebsfasern der Basalmembran in die kollagenen Fasern der Sehne über (kontinuierlich!). Die Myofibrillen dagegen endigen am Sarkolemm. Einzelne Sehnenfibrillen entspringen aus Taschen des eingestülpten Sarkolemms am Ende der Muskelfaser, so dass man früher glaubte, die Myofibrillen würden direkt nach Verlassen der Muskelfaser als kollagene Fasern in die Sehne übergehen. – Jede einzelne Muskelfaser ist zunächst von ihrem

Sarkolemm (= Zellmembran) umhüllt. Nach außen liegt der Zellmembran eine

Basalmembran

an (Basallamina + retikuläre Fasern). (Früher bezeichnete man mit Sarkolemm die lichtmikroskopisch sichtbare Einheit aus Zellmembran + Basalmembran). Sie ist von einer Hülle aus feinem lockeren Bindegewebe umgeben, die

Endomysium

heißt. In diesem lockeren Gewebe laufen zahlreiche Kapillaren und Nerven für die Versorgung des Muskels. Mehrere Muskelfasern mit ihrem Endomysium werden durch das

Perimysium internum

zu einem Muskelbündelchen - dem **Primärbündel** - zusammengefasst. Mehrere solcher Primärbündel werden ihrerseits durch eine weitere Bindegewebshülle, dem

Perimysium externum

zu größeren oder **Sekundärbündeln** zusammengefasst. Den äußeren Abschluss bildet dann das

Epimysium.

Es verankert den Muskel mit der Umgebung und passt ihn in eine derbe Schutz- und Führungshülle, die

Muskelfaszie ein (straffes Bindegewebe !).

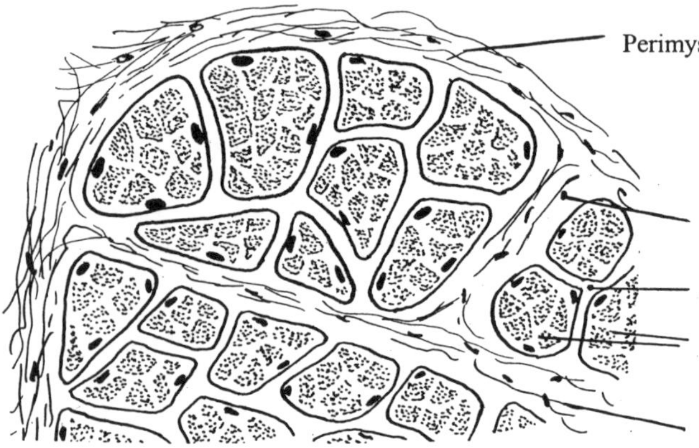

Abb. 79: Muskelfasern und ihre Hüllen

Vorkommen:

Gesamte Skelettmuskulatur, Zunge, Schlund bis zum oberen Drittel des Oesophagus, äußerer Sphinkter ani.

Erkennungsregeln:

Längsschnitt: Auffällige Querstreifung mit abwechselnd hellen und dunklen Abschnitten; zahlreiche *randständige* Kerne.

Querschnitt: Randständige Kerne ! Jede quergetroffene Muskelfaser ist von Bindegewebe (Endomysium) umgeben. Manchmal feine Punktierung des Zytoplasmas (Cohnheimsche Felderung; Myofibrillen quer !). Mehrere Muskelfasern werden durch Bindegewebe (Perimysium) zu Gruppen zusammengefasst.

Die Herzmuskulatur

Das Herzmuskelgewebe ist ein Sonderfall der quergestreiften Muskulatur. Es besitzt aber auch sehr große Ähnlichkeit mit den glatten Muskelzellen. Im Herzmuskel (Myokard) liegen die Zellen in einem Netzwerk verbunden, wobei die einzelnen Zellen spitzwinklig miteinander „anastomosieren“ (Abb. 80). Die Lücken dieses Netzwerkes (Interstitien) sind mit lockerem Bindegewebe und zahlreichen Blutgefäßen ausgefüllt.

Die Kerne der Herzmuskelzellen liegen immer in der Mitte der Zellen und werden von den randständigen, quergestreiften Myofibrillen umzogen (Abb. 81). Dabei bleibt vor und hinter den Kernen ein Teil des Sarkoplasmas fibrillenfrei. In diesem Hof (Endoplasma) lassen sich viele paraplasmatische Stoffe nachweisen, besonders Glykogen und beim älteren Menschen das Abnutzungspigment *Lipofuszin*. Ein sehr gutes Merkmal der Herzmuskulatur sind die *Glanzstreifen*, auch *Querstreifen* oder **Disci intercalares** genannt, die eine Form der Zellgrenzen darstellen und von den Myofibrillen nicht durchzogen werden. An diesen Stellen sind die Zellen *verzahnt* und durch Zellkontakte mechanisch (Desmosomen) und elektrisch (gap junctions) gekoppelt. Jede Herzmuskelzelle ist wie die anderen Muskelzellen von einer Basalmembran umgeben.

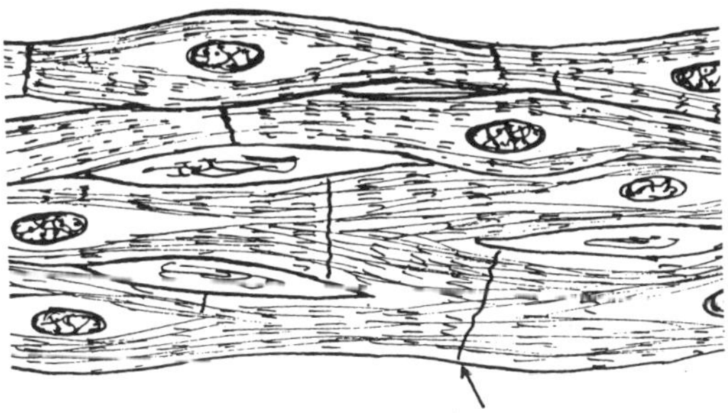

Abb. 80: Herzmuskulatur, längs.

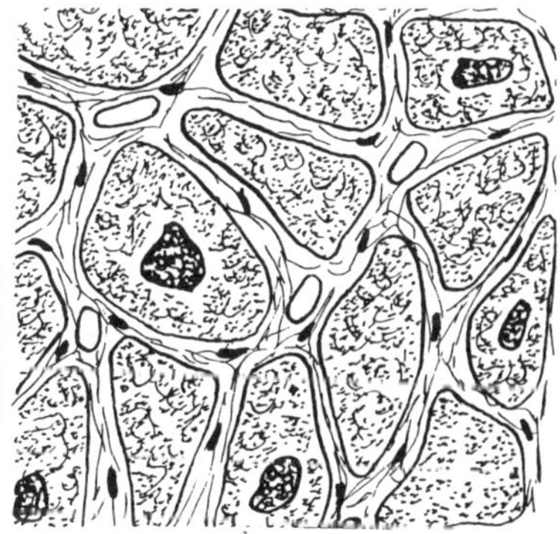

Abb. 81: Herzmuskulatur, quer.

Früher sprach man vom „Herzmuskelsynzytium", weil man annahm, dass das lichtmikroskopisch erkennbare Zellgefüge im Herzen durch Zellverschmelzung entstanden sei. Heute weiss man, dass die scheinbar fehlenden Zellgrenzen die Glanzstreifen sind ! Ein Transversalsystem (T-System) ist im Herzmuskel ebenfalls vorhanden, es zieht allerdings nicht senkrecht, sondern schräg in die Muskelzellen hinein (vgl. Seite 93).

Eine Besonderheit innerhalb des Herzmuskels ist das Erregungsleitungssystem. Es liegt innerhalb einer bindegewebigen Umhüllung am Rande des Myokards nahe dem Endokard (Herzinnenhaut) und besteht aus besonders großen, hellen, fibrillenarmen Zellen. Sie sind sehr glykogenreich und können durch Glykogenfärbungen dargestellt werden. Diese Zellen sind kettenartig miteinander verbunden und bilden das sog. HISsche Bündel und die PURKINJEschen Fasern (siehe Lehrbücher der Physiologie). Der Ort der Erregungsleitung ist die Zelloberfläche (!) = Plasmalemm, nicht die Myofibrille !

Vorkommen: Myokard.

Erkennungsregeln:

Streifenförmige Zellen, die spitzwinkligo Verbindungen untereinander haben. *Mittelständige* Kerne von feiner Längsstreifung (Myofibrillen) umgeben; nicht immer zu finden: Glanzstreifen, die jeweils einen kernhaltigen Abschnitt (Zelle) unregelmäßig begrenzen.

Querschnitt: *Mittelständige* Kerne; jeder Zellbezirk von lockerem Bindegewebe umhüllt.

Das Nervengewebe

Eine der Grundeigenschaften der lebendigen Materie ist die Reizbarkeit, die Erregungsleitung und die Reizbeantwortung (Reaktion). Bei den einzelligen Tieren laufen alle Stufen in einer Zelle ab. Bei den Metazoen (Gewebetieren) dagegen wird die Erregung von einem speziellen Leitgewebe, den **Nerven**, übertragen. Die Nervenzellen und ihre Fortsätze sind Abkömmlinge des Ektoderms und stammen aus dem Gebiet des Neuralrohres. Man kann in diesem Gebiet zwei Stammzellen unterscheiden:

1. die Neuroblasten
2. die Glioblasten

Aus den Neuroblasten gehen die Nervenzellen und ihre Fortsätze hervor; die Glioblasten sind dagegen die Stammzellen eines nur in Verbindung mit den Nerven vorkommenden, speziellen Hüll- und Ernährungsgewebes, der **Neuroglia** oder **Glia**.

Die Nervenzellen

Die **Nervenzellen** (Neuronen), auch **Ganglienzellen** oder **Neurozyten** genannt, findet man in der grauen Substanz des Hirnes und des Rückenmarkes, sowie in den Spinalganglien und den Ganglien des vegetativen Nervensystems (Truncus sympathicus). Die kleinste *morphologische* Einheit des Nervensystems ist das **Neuron**:

1. Perikaryon
2. Axon (Neurit)
3. Dendriten

} = Neuron (= Nervenzelle)

Man spricht auch von einer *trophischen* Einheit, weil die Ernährung der Nervenzellfortsätze (Axon und Dendriten) immer von dem zugehörigen Zellkörper (Perikaryon) aus geschieht. Das Neuron ist auch die kleinste *funktionelle* Einheit des Nervensystems. Eine wichtige Baueinheit ist der **Reflexbogen**. Er besteht im einfachsten Fall aus einem zuleitenden (afferenten) Neuron, das eine Erregung von einem Reizrezeptor zum Rückenmark oder Hirn leitet, wo eine Umschaltung auf ein ableitendes (efferentes) z.B. motorisches Neuron stattfindet. Durch dieses zweite Neuron wird die Erregung einem Erfolgsorgan, z.B. einem Muskel zugeleitet. Dieser einfache Verlauf kann durch Zwischenschaltung weiterer Neurone verändert sein. – Nach der Form hat man folgende Zelltypen benannt:

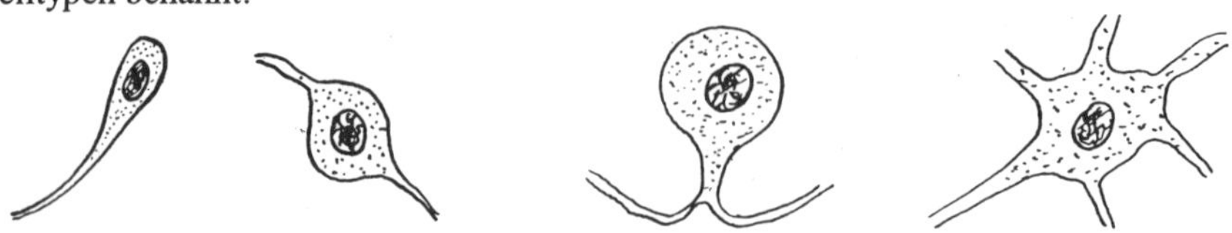

unipolar bipolar pseudo-unipolar multipolar

Abb. 82

Die Größen der Nervenzellen wechseln stark. Die kleinsten sind etwa 4 µm, die größten 120 µm breit (BEETZsche Riesenzellen = Ursprungszellen der Pyramidenbahn).

Das Perikaryon

Perikaryon bezeichnet das um den Kern befindliche Zytoplasma (peri = um ... herum, karyon = Kern), wird aber auch als Bezeichnung für den Zellkörper (= Soma = Nervenzelle ohne Fortsätze) gebraucht. Das Perikaryon enthält immer einen sehr großen Kern. Die Teilungsfähigkeit ist den Nervenzellen verlorengegangen. Abgestorbene Neurozyten können nicht durch neue ersetzt werden. – Eine Ansammlung vieler Nervenzellen heißt **Ganglion**. Im Gehirn wird eine Nervenzellansammlung als **Nucleus** bezeichnet.

Im Zytoplasma der Neurozyten (auch Neuroplasma genannt) finden sich neben den üblichen Zellbestandteilen einige besondere Anteile:

1. Die Neurofibrillen (Neuronema)

Es handelt sich um feinste Fäserchen, die durch die Zellen und in die Nervenfortsätze hineinziehen. Früher hielt man sie für die alleinigen Träger der Erregungsleitung. Heute weiß man, dass die Zelloberfläche sehr wichtige Aufgaben bei der Erregungsübertragung hat. Die Neurofibrillen gehören zum Zytoskelett und bestehen aus Intermediärfilamenten ; daneben kommen Mikrotubuli (Neurotubuli) vor.

2. Die NISSL-Substanz

Sie wird auch *Tigroid* genannt, weil sie bei Anfärbung nach der speziellen NISSL-Färbung der Zelle ein geflecktes Aussehen gibt. Die NISSL-Substanz ist das Ergastoplasma (Ribosomen und RER), das in den Nervenzellen nur besonders entwickelt ist und sich färberisch hervorheben lässt. Bei Schädigungen der Zelle (Verletzung, Narkose, Gifte) kommt es zu einer zeitweiligen Auflösung der NISSL-Schollen (Tigrolyse).

3. Die Pigmente

Schon im jugendlichen Alter finden sich in manchen Neurozyten Pigmente, besonders das bräunliche Lipofuszin. Daneben gibt es auch das Melanin, das mit seiner braunschwarzen Farbe die Tönung des Nucleus niger verursacht. Die rötlich-braune Farbe des Nucleus ruber beruht auf den dortigen feinen Eiseneinlagerungen in den Zellen.

Die Nervenzellfortsätze

Die Nervenzellfortsätze sind die vom Perikaryon ausgehenden Zellausläufer. Man unterscheidet:

1. Axon
2. Dendriten

1. Das Axon

Jede Nervenzelle hat ein Axon (Neurit), das die Erregung immer von der Zelle weg (zellulifugal) leitet. Bei den sensiblen Nerven leiten die Axone aus dem Spinalganglion zum Rückenmark oder Hirn, bei den motorischen Nerven leiten sie aus dem Rückenmark zu den Muskeln. Das Axon lässt sich bei der NISSL-Färbung daran erkennen, dass seine Abgangsstelle (Ursprungskegel oder Axonhügel) frei von NISSL-Substanz ist. Vergleiche Abb. 83. Das Axon verzweigt sich an seinem Ziel als sog. Endbäumchen = Telodendron (griech. telos = Ziel; dendron = Baum).

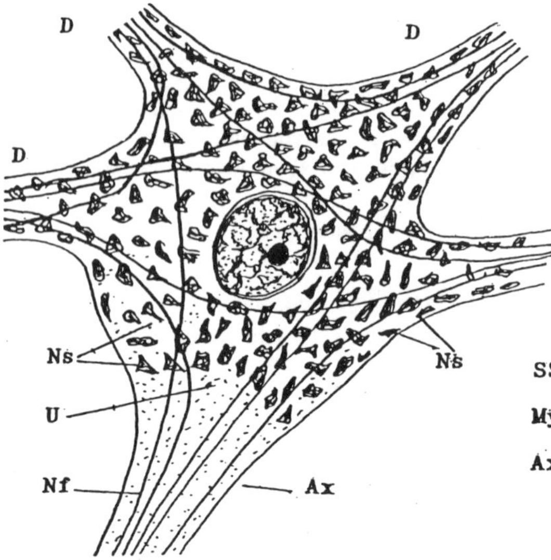

Abb. 83: Multipolare Nervenzelle aus dem Vorderhorn des Rückenmarkes.
D = Dendriten, Ax = Axon, Nf = Neurofibrillen, Ns = Nissl-Substanz, U = Ursprungskegel.

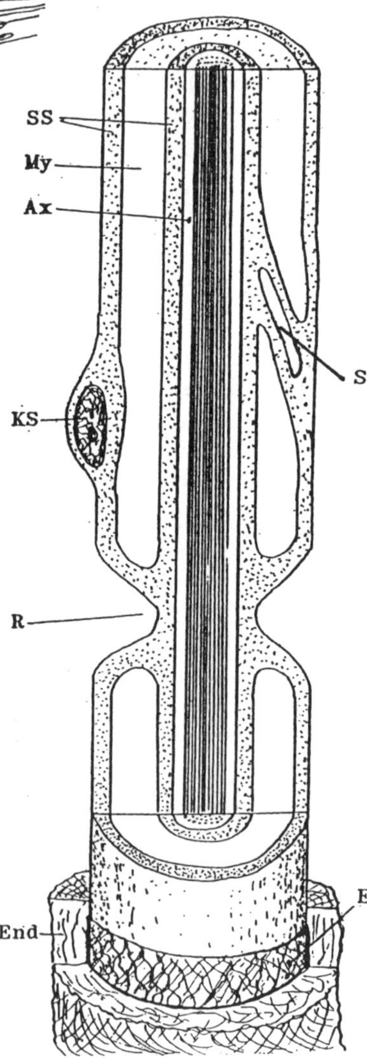

Abb. 84: Schematische Darstellung einer Nervenfaser.
Ax = Axon oder Achsenzylinder mit den Neurofibrillen, My = Markscheide mit dem Mark oder Myelin, SS = Schwann-Scheide mit einem inneren und äußeren Blatt, KS = Kern einer Schwann-Zelle, R = Ranvier-Schnürring, SL = Schmidt-Lanterman-Einkerbung, End = Endoneurium, E = Endoneuralscheide aus Basallamina und retikulären Fasern.

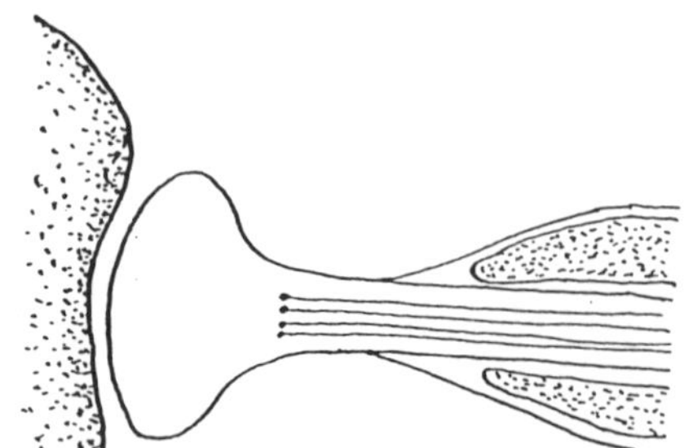

Abb. 85: Schema einer Synapse bei sehr starker Vergrößerung.

2. Die Dendriten
sind meist mehrzählig und leiten die Erregung der entsprechenden Nervenzelle zu (zellulipetal). Sie verzweigen sich ebenfalls baumartig (daher der Name !). Sowohl die Dendriten als auch die Axone werden von den Neurofibrillen durchzogen.

Die Nervenzellfortsätze können erhebliche Längen haben. Die Längsten sind die des Nervus ischiadicus, die bis zu 1 m lang sein können, weil sie von der Fußsohle bis zum Rückenmark gelangen müssen.

Die Synapsen

So heißen die Verbindungen zwischen den Neuronen. Es gibt Synapsen Axon-Dendrit, Axon-Soma (Zellkörper) und Axon-Axon. In den Synapsen kommen sich zwar die beiden Teile sehr nahe, gehen aber nicht ineinander über, es verbleibt der sog. synaptische Spalt. Die Neurofibrillen enden ein Stück vor der Synapse. Der heranleitende Nervenfortsatz hat eine kolbige Auftreibung (Endkölbchen oder Bouton) und liegt einer entsprechenden Einrichtung der reizübernehmenden Zelle an, die als Eindellung, Dorn oder anders gestaltet sein kann. Besonders im Gehirn und Rückenmark erhalten die Nervenzellen von allen Seiten Endaufzweigungen der Axone anderer Nervenzellen, deren Endkölbchen sich wie Stempel der Zellmembran anlegen (Abb. 85). Bei der Erregungsübertragung an den Synapsen treten bestimmte Überträgerstoffe (sog. Neurotransmitter) auf:

Adrenalin bei den adrenergen Neuronen
(Endteile des sympathischen Nervensystems, sog. postganglionäre Strecken).

Acetylcholin bei den cholinergen Neuronen
(Parasympathische, motorische und präganglionäre sympathische Fasern).

Man konnte eine Vielzahl von weiteren Neurotransmittern nachweisen. Wichtige Vertreter sind: Dopamin, Serotonin und GABA (Gamma-Aminobuttersäure). Man kennt entsprechende dopaminerge, serotoninerge und GABAerge Neuronen. (Details zur Histophysiologie der Synapsen siehe Lehrbücher der Physiologie oder Extratext unter www.auxilium-repetitorium.de).

Die Übertragung der Erregung auf den Muskel erfolgt an den **motorischen Endplatten**. Das ist ein ovales, kleines Feld am Sarkolemm der Muskelfaser. Hier enden die motorischen Neuronen in kleinen Verzweigungen (terminales Netz). Bei der Erregungsübertragung wird hier Acetylcholin frei. Es wirkt als Auslöser für eine Erregung der Muskelfaser (Depolarisationswirkung an der Oberfläche der Muskelfaser !).

Die Nervenfasern

Zu den sog. „Nervenfasern“ zählen die Axone (Neuriten) mit ihren Hüllen und die besonders langen Dendriten der sensiblen Nervenzellen. Sie haben im wesentlichen den gleichen Aufbau. Im Inneren liegt der

Achsenzylinder (oder Axon)
: der aus den Neurofibrillen (Neurofilamente), Neurotubuli, etwas Zytoplasma (sog. Axoplasma) und der Zellmembran (Plasmalemm oder Axolemm) besteht. Die Achsenzylinder gehen direkt aus dem Nervenzellkörper hervor. Die

SCHWANN-Scheide (auch Neurolemm oder Neurilemm)
: ist eine Außenhülle, die den Achsenzylinder umgibt. Sie besteht aus zwei lamellenartig geschichteten Anteilen:
  a) dem Zytoplasma der Schwann-Zellen (oder Lemnozyten) und
  b) dem Myelin oder Mark; eine Substanz aus Cerebrosiden und Phosphatiden.

Endoneuralscheide
: nennt man die äußerste Schicht aus einer Grundsubstanz (Basallamina) mit retikulären Fasern, die die Nervenfortsätze einfasst.

Der schematische Aufbau einer Nervenfaser im Lichtmikroskop wird durch die Abb. 84 erläutert: Demnach umgibt die Schwann-Zelle den Achsenzylinder wie ein Rohr. Das Zytoplasma wird durch eine eingelagerte Masse, **Mark** oder **Myelin** genannt, in zwei Blätter, einem äußeren und einem inneren (dem Axon anliegenden) geteilt. Die Kerne der Hüllzellen liegen im äußeren Blatt. Dieses Bild zeigt sich aber nur im Lichtmikroskop (!). Elektronenmikroskopisch hat man festgestellt, dass die Schwann-Scheide oder die Markscheide eine Lamellenstruktur hat. Den etwas verwickelten Aufbau dieser Lamellen kann man sich durch einen einfachen Versuch klarmachen: Man legt ein Stück weißes (= Myelin) und farbiges Papier (= Schwann-Zelle) übereinander. Dann legt man einen Bleistift (= Achsenzylinder) an einem Ende an und wickelt ihn rollend in die Papiere ein. Betrachtet man den aufgerollten Zylinder jetzt von einem Ende her, dann sieht man in der Mitte den Achsenzylinder (Bleistift), darum herum schichtweise farbiges und helles Papier (Myelinlamellen).

Nach der Menge des Myelins unterscheidet man markhaltige und markarme Nervenfasern von den marklosen (myelinfreien) Fasern.

An Längsschnitten von Nervenfasern sieht man bestimmte, immer wiederkehrende Teile (Abb. 84):

Die RANVIER-Schnürringe
Das sind Stellen, an denen das Myelin fehlt, wodurch es zu einer Einschnürung kommt. Auch als RANVIER-Knoten (Nodien) bezeichnet An dieser Stelle sind die SCHWANN-Zellen miteinander verzahnt. Den Abschnitt zwischen zwei Schnürringen nennt man interanuläres oder SCHWANN-Segment, bzw. **Internodium**. Es entspricht jeweils einer SCHWANN-Zelle.

Die SCHMIDT-LANTERMAN-Einkerbungen
Es handelt sich lichtmikroskopisch um schräge Einschnitte (Inzisuren) in der SCHWANN-Scheide. Dieses Bild täuscht aber. Tatsächlich sind in diesem Bereich die Myelinlamellen nur etwas aufgeweitet, und das SCHWANN-Zell-Zytoplasma dazwischen ist vermehrt.

Das Trichtermuster
auch Golgi-Trichter genannt, ist ebenfalls eine Spaltenbildung im Eiweiß - Lipoid - Lamellensystem der SCHWANN-Scheide und wird nach Einwirkung von Fixierungsmitteln sichtbar. Seine Form ist gut als Erkennungsmerkmal von Nervenlängsschnitten geeignet (Fischwirbelartig!).

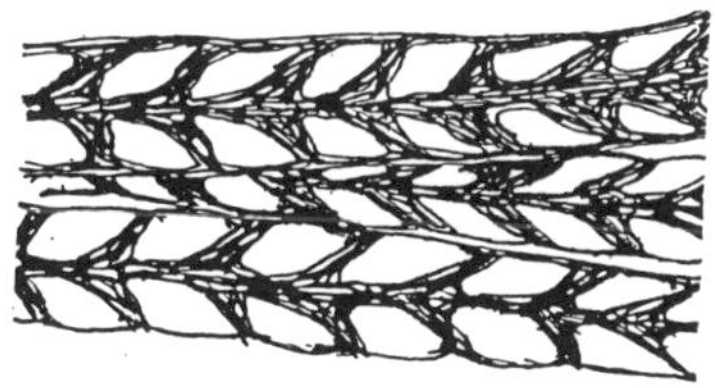
Abb. 86: Trichter- oder Fischwirbelmuster eines Nervenlängsschnittes.

Merke:

Achsenzylinder mit Neurofibrillen = Fortsätze der Nervenzellen als Axone, bei sensiblen Nervenzellen auch der zuführende Dendrit.

SCHWANN-Scheide umhüllt das Axon. Sie enthält das Mark oder Myelin. Die Gesamtheit des Markes bildet die Markscheide als Anteil der SCHWANN-Scheide.

Um jede SCHWANN-Scheide liegt eine Hülle aus retikulären Fasern und Grundsubstanz (Basallamina) = die Endoneuralscheide.

Nach der Endoneuralscheide folgt eine weitere Hülle aus lockerem Bindegewebe = Endoneurium.

Durch Einschnürungen = RANVIER-Schnürringe wird die SCHWANN-Scheide in SCHWANN-Segmente (Internodien), die einer Zelle entsprechen, unterteilt.

SCHMIDT-LANTERMAN-Einkerbungen erscheinen lichtmikroskopisch als schräge Einschnitte in der SCHWANN-Scheide.

Bau der peripheren Nerven

Die peripheren Nerven (N. ischiadicus, N. ulnaris usw.) enthalten keine Nervenzellkörper, sondern nur die Nervenfasern. Jede Nervenfaser hat um ihre SCHWANN-Scheide herum eine Basallamina und eine feine Hülle aus retikulären Fasern, die als **Endoneuralscheide** bezeichnet wird. An die Endoneuralscheide schließt sich eine zweite Hülle aus lockerem Bindegewebe an, das **Endoneurium**. Mehrere solcher Nervenfasern und ihr Endoneurium sind durch Bindegewebe zu einem Bündel zusammengefasst. Diese Bündelhülle heißt **Perineurium**. Der Aufbau aus Bündeln ist für die peripheren Nerven charakteristisch. Zwischen benachbarten Bündeln können Nervenfasern ausgetauscht werden. Sensible und motorische Nervenfasern laufen in den Bündeln nebeneinander. Die Bündel werden alle zusammengefasst zu den peripheren

Nerven, dessen bindegewebige Hülle die Bezeichnung **Epineurium** trägt. Das Epineurium enthält kollagene Fasern, die eine Überdehnung des Nerven verhindern sollen. Im Endoneurium und Perineurium laufen zahlreiche Blut- und Lymphgefäße.

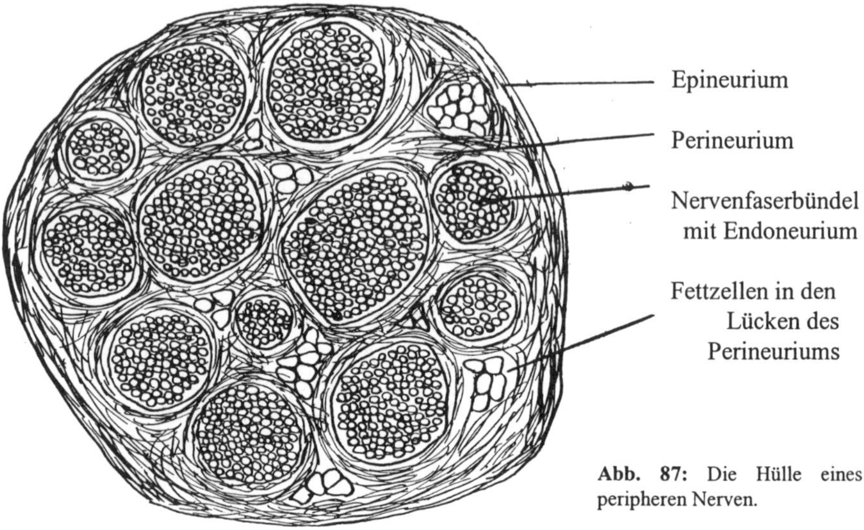

Abb. 87: Die Hülle eines peripheren Nerven.

Merke die Hülle der Nervenfasern:

SCHWANN-Scheide mit Markscheide
Endoneuralscheide (Basallamina, retikuläre Fasern)
Endoneurium (lockeres Bindegewebe)
Perineurium (straffes Bindegewebe)
Epineurium (straffes Bindegewebe).

Bei einer Durchtrennung von Nerven (Amputationen, Verletzungen usw.) kommt es zu degenerativen Veränderungen an den Nerven:

1. Retrograde oder aufsteigende Degeneration
Sie besteht in der Auflösung der NISSL-Substanz (Tigrolyse) und einer Schwellung des zu den Nervenzellfortsätzen gehörenden Neurozyten. War die Verletzung nicht zu dicht an der Nervenzelle, dann kann sie sich nach einiger Zeit wieder erholen, andernfalls stirbt sie ab.

2. Sekundäre oder absteigende Degeneration
oder WALLER-Degeneration. Sie betrifft den von seinem trophischen Zentrum, dem Perikaryon, getrennten Nervenzellfortsatz. Darin werden die Neurofibrillen aufgelöst und der Achsenzylinder abgebaut. Das Myelin des Neurilemms zerfällt tropfig und wird aufgelöst. Die zurückbleibenden Zellen der SCHWANN-Scheide liegen bandartig (BÜNGNERsche Bänder) aufgereiht im Gewebe.

Wenn die Verletzung ausheilt, kann es zu einer Wiederherstellung der Nervenverbindung kommen. Dazu wachsen die SCHWANN-Zellen der noch mit der Nervenzelle verbundenen Fortsätze durch das Narbengewebe hindurch und suchen Anschluss an die SCHWANN-Zellen des degenerierten Nervenfortsatzes. Auf dieser Bahn wachsen die Achsenzylinder hinterher. Sie wachsen mit einer kolbigen Auftreibung in die alten Zellstränge hinein. Auf diesem Wege können sie wieder die Endorgane erreichen und sie innervieren. Es ist verständlich, dass nicht jeder Achsenzylinder sein ehemaliges Innervationsgebiet wieder erreicht. Im Gegenteil: es kommt zu einem ziemlich wahllosen Einwachsen in die Zellbänder der SCHWANN-Scheide. Aber durch Umorientierung der Nervenzellen können dennoch die alten Funktionen wieder recht gut erfüllt werden.

Die Neuroglia

Die Neuroglia oder Glia (glia = der Kitt) ist ein spezielles Stütz- und Hüllgewebe des Nervensystems. Hierzu gehören auch die Zellen der schon beschriebenen Schwann-Scheide. Die Hauptverbreitung hat die Neuroglia aber im Zentralnervensystem (Hirn und Rückenmark), wo es sogar die Blutgefäße von den Nervenzellen trennt. Man sieht hieraus, welche wichtigen Aufgaben die Gliazellen im Stoffwechsel des Nervensystems haben. Die Stammzellen der Neuroglia, die **Glioblasten**, bringen folgende Zellen hervor:

1. Makroglia (Astrozyten)
2. Oligodendroglia
3. Mantelzellen

1. Die Makroglia (Astrozyten)

Sie bilden den Hauptanteil in der weißen und grauen Substanz des Hirnes und sind von erheblicher Größe. Nach dem sternförmigen Aussehen ihrer Fortsätze unterteilt man sie in zwei Gruppen:

Kurzstrahler
Es sind Astrozyten der grauen Substanz mit verhältnismäßig kurzen Fortsätzen = protoplasmatische Astrozyten.

Langstrahler
Mit langen faserigen Fortsätzen; hierzu gehören die meisten Astrozyten der weißen Substanz = faserige Astrozyten.

Im Zytoplasma der Astrozyten lassen sich feinste Fibrillen, die *Gliafasern*, nachweisen. Die Zellen umscheiden mit ihren Fortsätzen die Blutkapillaren, so dass der Stofftransport immer erst durch ihr Zytoplasma hindurch erfolgen muss. Bei Zerstörungen im Zentralnervensystem entwickeln die Astrozyten die Fähigkeit zur Phagozytose und räumen die Zellbruchstücke weg. Eventuelle Defekte in der Hirnsubstanz können sie durch Wucherung ausfüllen (sog. Glianarben).

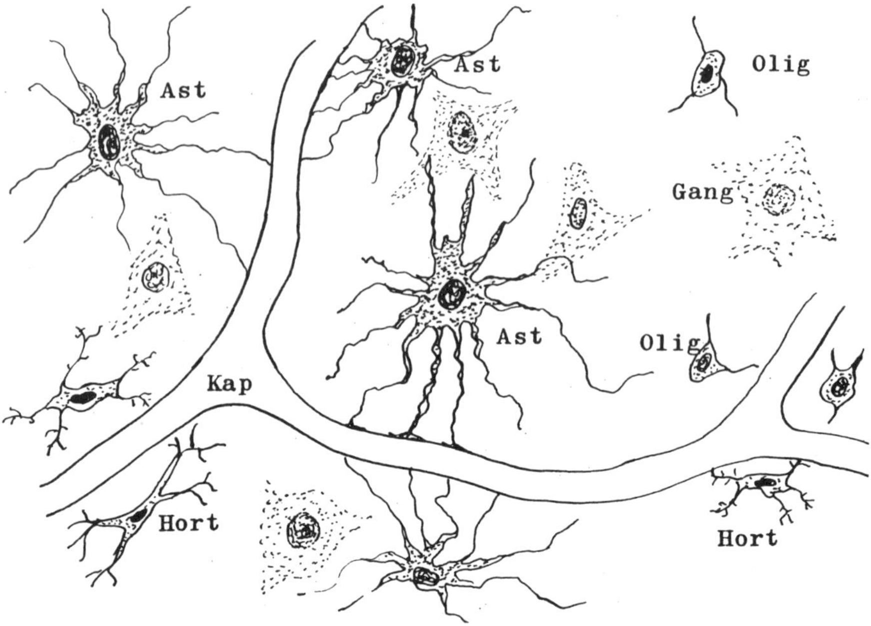

Abb. 88: Die Gliazellen in der weißen und grauen Hirnsubstanz.
Ast. = Astrozyten mit ihren Fortsätzen, Gang. = Ganglienzellen, Olig. = Oligodendroglia, Hort. = HORTEGA-Zellen, Kap. = Kapillare.

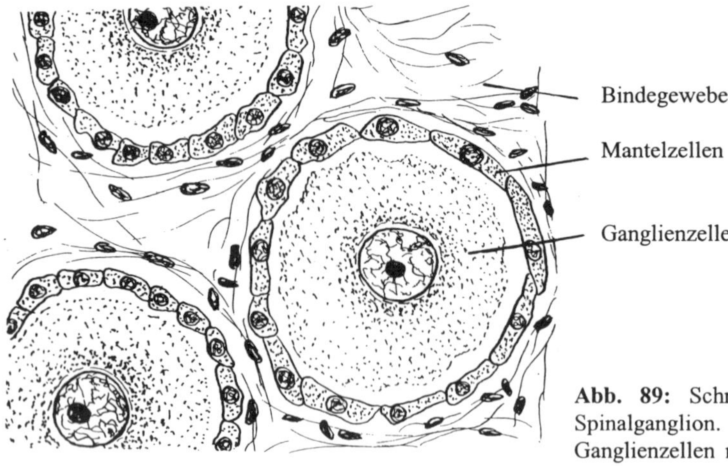

Abb. 89: Schnitt durch ein Spinalganglion. Man sieht die Ganglienzellen mit ihren Hüll- oder Mantelzellen.

2. Die Oligodendroglia (Oligodendrozyten)

Es handelt sich um kleine Zellen mit relativ wenigen Fortsätzen. Ihre Aufgabe ist die Myelin- und Markscheidenbildung. Zur Zeit der Markreifung umgreifen sie mit ihren Fortsätzen die Axone der Nevenzellen und wickeln sie ein. Die Oligodendrozyten des ZNS entsprechen den Schwann-Zellen der Peripherie. Wegen ihres Vorkommens in der Nähe von Nervenzellen auch *Trabantenzellen* oder *Satellitenzellen* genannt.

3. Mantelzellen (Amphizyten)

Das sind die Gliazellen der peripheren Nerven. Sie lassen sich besonders gut in den Spinalganglien darstellen. (Abb. 89), wo sie die Nervenzellen völlig umhüllen. Sie bilden eine Art Netzverband aus Mantelzellen. Die Mantelzellen setzen sich auch auf den Nervenfortsätzen fort und werden hier zu den SCHWANN-Zellen der SCHWANN-Scheide.

Anhang:

Die Mikroglia

Die Zellen der sog. Mikroglia werden auch HORTEGA-Zellen oder Mesoglia genannt. Sie stammen nicht von den Glioblasten ab, obwohl sie innerhalb der Neuroglia gefunden werden. Sie gelten als Makrophagen, deren Vorläufer Monozyten sind, die aus dem Knochenmark stammen. Die Mikrogliazellen sind demnach Abkömmlinge des Mesenchyms. Sie liegen meist in der Nähe kleiner Blutgefäße. Ihre Gestalt ist länglich, oft bizarr mit stachelartigen Fortsätzen. Die Eigenschaft der Phagozytose ist sehr ausgeprägt, und sie betätigen sich bei Gewebszerfall als „Abräumzellen". – HORTEGA-Zellen erkennt man an ihren länglichen Kernen (vgl. Abb 88).

Erkennungsregeln:

Spinalganglion: Auffallend große, rundliche Zellen, die mit Mantelzellen umhüllt sind. Sehr großer heller Kern.

Vegetative Ganglien: Rundliche Nervenzellen, die klein sind, scheinbar kaum Mantelzellen besitzen.

Nervenquerschnitt: Bündel aus winzigen Röhrchen („Strohhalme im Schnitt"), die von Bindegewebe umhüllt sind. Bei schwacher Vergrößerung lassen sich Epineurium, Perineurium und die Bündel mit Nervenfasern unterscheiden

Nervenlängsschnitt: Meist ist sofort auffällig das Trichtermuster zu erkennen.

Sachverzeichnis